Willy Schuyesmans

Adieu, Benjamin

Aus dem Niederländischen
von Siegfried Mrotzek

W0400938

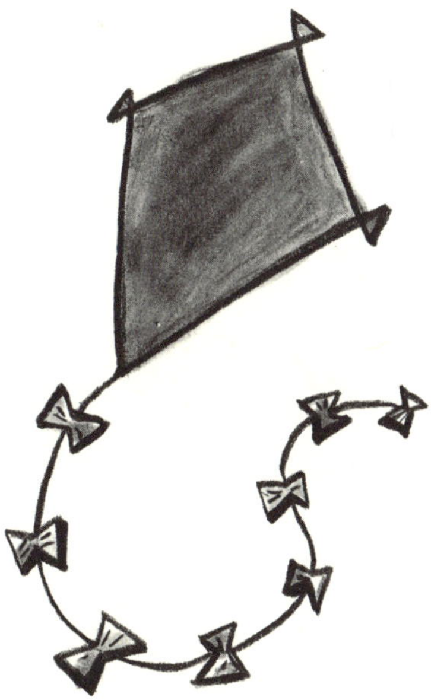

arsEdition

Für Ruth

Die Deutsche Bibliothek - CIP-Einheitsaufnahme

Schuyesmans, Willy:
Adieu, Benjamin / Willy Schuyesmans. Aus dem Niederländ.
von Siegfried Mrotzek. - München : Ars-Ed., 1997
(Känguru - Kinderroman)
ISBN 3-7607-3753-6

Ausgeschieden
98:744
Gemeinde-Bücherei
Meckenbeuren

Nach den Regeln der neuen Rechtschreibung
Gedruckt auf umweltfreundlichem Papier ohne Chlorbleiche

Titel der Originalausgabe: STILSTAAN
Originalverlag: Averbode Publishers, Altiora N.V.
© Altiora Averbode/Apeldoorn, 1995

© 1997 arsEdition, München
Alle Rechte vorbehalten
Aus dem Niederländischen von Siegfried Mrotzek
Ausstattung und Herstellung: arsEdition, München
Titelbild: Gesa Denecke
Titelvignette: Carola Holland
Einbandgestaltung: Ralph Bittner
Printed in Germany · ISBN 3-7607-3753-6

Sterben ist ein Kinderspiel

wie Versteck spielen
und nicht entdeckt werden
(man gewinnt immer)

wie plötzlich vom Himmel fallen
wie ein Drachen
der das Fliegen lässt
und dann atemlos zugucken

Sterben ist ganz einfach
(wenn man verlieren kann)

Arnold, Benjamins Onkel

1. Kapitel

»Das wärs«, sagte Benjamin. »Jetzt bin ich tot. Mein Herz steht still.«

Er richtete sich im hohen Krankenhausbett auf, schaute kurz auf die blinkenden roten Lämpchen und lächelte. Die Alarmklingel schrillte und er hörte Schritte auf dem Flur. Benjamin ließ sich vom Bett gleiten, warf einen schnellen Blick auf seinen toten Körper und stellte sich ans Fenster.

Der Krankenpfleger der Nachtwache kam hereingestürmt. Er schaute, aber nur ganz kurz, auf die Ziffern und blinkenden Lämpchen auf den schwarzen Apparaten an der Wand. Sieht aus wie ein Weihnachtsbaum, dachte Benjamin. Der Pfleger drückte den Alarmknopf und stemmte sich dann sofort mit seinem ganzen Gewicht auf den toten Körper im Bett.

»Lass nur«, sagte Benjamin, während er sich auf die Fensterbank setzte. »Es hilft nicht mehr. Ich bin tot.«

Der Pfleger hörte ihn nicht oder wollte ihn nicht hören. Benjamin zuckte die Schultern und schaute schmunzelnd zu, wie der Mann sich redlich mühte ihn wieder zum Leben zu erwecken.

Schnelle Schritte auf dem Flur. Der Arzt der Nachtschicht kam hereingestürmt.

»Was ist denn?«

»Herzstillstand. Ich glaube nicht, dass ich es wieder zum Schlagen kriege.«

Während er das sagte, massierte der Pfleger unaufhörlich und rhythmisch Benjamins Brustkorb. Der Arzt drückte Benjamin eine Sauerstoffmaske auf den Mund.

»Huch ... huch ... huch ...«

Wenn der Pfleger sich auf Benjamins Brustkorb stemmte, stöhnte er jedes Mal vor Anstrengung.

»Nicht so feste«, lachte Benjamin. »Du brichst mir ja sonst die Rippen.«

Die scharfe grüne Linie auf dem Bildschirm, die zuerst noch ab und zu etwas zitterte, blieb nun gerade und unbeweglich. Ein kalter Piepton.

Benjamin glitt von der Fensterbank und stellte sich ans Bett, neben den Arzt.

»Ich glaube, Sie sollten lieber aufhören. Ich bin tot.«

»Ich glaube, Sie sollten lieber aufhören«, echote der Arzt. »Er ist tot.«

Der Pfleger richtete sich keuchend auf.

»Unbegreiflich«, sagte er. »Wie konnte das so plötzlich passieren? Vor zwei Stunden war noch alles in Ordnung. Er ist gestern von der Intensivstation hierher gebracht worden. Montag sollte er nach Hause.«

Der Arzt seufzte. Er stellte die Apparate ab, sodass das Piepen aufhörte und es plötzlich sehr still wurde. Dann nahm er Calvin, der neben Benjamins Kopfkissen lag, betrachtete ihn nachdenklich und legte ihn dann behutsam auf den Nachtschrank zwischen die Autos.

»Wie alt war er?«

»Neun«, antwortete der Pfleger.

»Zehn!«, sagte Benjamin. »Vor kurzem geworden. Groß gefeiert.«

»Rufen Sie seine Eltern an?«

Der Pfleger nickte schweigend. Benjamin hatte Mitleid mit ihm.

»Ach, nimm es dir nicht so zu Herzen«, sagte er. »Ich habe doch ein schönes Leben gehabt.«

»So kurz«, meinte der Pfleger versonnen.

»Aber aufregend«, fügte Benjamin abschließend hinzu.

Mit der Hand strich er über den fuchsroten Drachen, den Mama und Papa ihm gebracht hatten und der an einem Bettpfosten hing.

»Nur Drachen steigen lassen, das hätte ich gerne noch einmal getan.«

»Bis gleich. Erledigen Sie das Nötige?«

Der Arzt ging.

»Auf Wiedersehen«, sagte Benjamin. »Und vielen Dank.«

Der Pfleger nickte.

»Bis gleich.«

2. Kapitel

Benjamin setzte sich wieder auf die Fensterbank. Es war nun ganz still im Krankenhaus. Auf der goldgelben Autobahn in der Ferne war auch jetzt noch viel Betrieb. Die

Autos konnte er allerdings nicht erkennen, nur die doppelten Lichtpunkte, die schnell vorüberglitten.

Wie Glühwürmchen, dachte Benjamin.

Er versuchte zu erraten, welches Auto sich hinter welchen Lichtpunkten verbarg. Aber er kam nicht weiter als bis zu einer oberflächlichen Einteilung in Last- und Personenwagen.

Das letzte Viertel des Mondes stand kahl am Himmel. Die Sterne verblassten im gelben Neonlicht. Bis auf einen sehr hellen Stern, tief am östlichen Horizont. Um ihn besser sehen zu können kniff Benjamin die Augen zusammen.

Der sieht nagelneu aus, dachte er.

Er blinzelte ihm zu, und einen Moment schien es so, als würde der Stern das Blinzeln erwidern.

Benjamin wollte das Fenster öffnen, konnte aber den Griff nicht hochdrücken. Als habe er überhaupt keine Kraft mehr in den Armen. Er versuchte es noch einmal. Als es nicht klappen wollte, legte er sich neben seinen Körper aufs Bett und dachte nach.

Das war vielleicht eine Woche gewesen! Und alles war so schnell gegangen. Benjamin dachte an den Tag in der Schule, kurz vor den Osterferien, vor weniger als drei Wochen. Er saß da und starrte auf die Tafel, auf der große, bunte Kreise erschienen. Die Stimme der Lehrerin wurde immer dünner und schwächer. Er konnte nicht mehr verstehen, was sie sagte, aber ihre Worte hatten einen Nachhall, als würden sie ihm durch ein Abflussrohr ins Ohr gebrüllt. Plötzlich stand sie ganz dicht vor ihm und fragte, was ihm denn fehle.

»Nichts«, sagte Benjamin. Und dann war es vorbei.

In der großen Pause saß er zusammengesunken und todmüde auf seiner Bank. Mindestens zehn seiner Freunde fragten, was denn mit ihm los sei. So etwas waren sie von ihm nicht gewöhnt. Aber er hatte keine Lust herumzutoben. Er fühlte sich müde und lustlos.

Jetzt musste Benjamin darüber lachen. Konnte er denn wissen, dass sein Herz damals schon genug von allem hatte und sich das auch anmerken ließ?

Er drehte sich auf die Seite und schaute auf seinen toten Körper neben sich. Wie ruhig er dalag, die Augen geschlossen, die Lippen etwas gespitzt. Die Stirn war weiß und glänzte ein wenig. Als wäre sie von einer ganz dünnen, durchsichtigen Lage Wachs überzogen.

»Bleichgesicht«, sagte Benjamin. »Was bist du doch für ein Bleichgesicht!«

Er musste lachen und setzte sich aufrecht, um seinen blassen Körper besser betrachten zu können. Ein wenig zögernd legte er eine Hand auf seine Stirn und erschrak darüber, wie kalt er schon war. Aber er zog die Hand nicht zurück. Er strich durch seine Haare, langsam und behutsam, wie er es tausendmal vor dem Spiegel getan hatte. Wie bei einem Abzählreim drückte er den Zeigefinger auf seine Brust.

»Ene mene sinte, Benjamin sitzt in der Tinte.«

Benjamin beugte sich vor und legte ein Ohr auf seine Brust. Das hatte er manchmal bei seinen Freunden getan: das Herz abhören. Benjamin lächelte. Es blieb totenstill. Er richtete sich wieder auf und machte weiter mit seinem Abzählreim:

»Ene mene lase, nie mehr riecht die Nase.«

Den Geruch von Geißblatt an einem Sommerabend, von brutzelnden Kaninchen im Schmortopf, von der Bibliothek, die von tausend Geschichten schwirrte, von verbranntem Benzin hinter einem schnellen Wagen, den Geruch des von der Sonne gedörrten Waldbodens nach lange erwartetem Regen.

»Ene mene lund, nie mehr spricht der Mund.«

Ich liebe dich ich habe Hunger kommst du mit spielen gib mir einen Kuss sieh nur ein Turmfalke Papa ich gehe mit vielen Dank wie funktioniert das um die Wette Rad fahren ich bin müde ich will gesund werden. Worte.

»Ene mene poren, nie mehr hören diese Ohren.«

Esther, die in ihrem Zimmer singt. Das Tröpfeln eines lecken Wasserhahns. Das Piepsen einer Maus. Der Zug zum Strand. Das Heulen des Windes im April. Die Nachtigall im Schilfgras hinter dem Haus. Das Flüstern eines Buntstiftes auf dem Papier.

»Ene mene baugen, nie mehr sehen diese Augen.«

Die Sonne, die groß und rot über dem Marschland aufgeht. Die Abenteuer von Tim und Struppi. Wasserfälle in der Sonne. Mamas Gesicht. Bücher, Bücher, Bücher.

Nie mehr Bücher lesen, dachte Benjamin. Ach, ich habe schon so viele gelesen. So viele Abenteuer erlebt. Es war schön.

Auf dem Flur war Mädchengekicher zu hören. Zwei Schwestern öffneten die breite Tür und kamen laut redend herein. Eine hatte ein paar Handtücher in der Hand, die andere einen Eimer mit Wasser. Sie waren gekommen um die Leiche zu waschen.

Benjamin drückte noch einen flüchtigen Kuss auf seine eigene Stirn und sprang vom Bett. Von seinem Lieblingsplatz auf der Fensterbank aus sah er den Mädchen zu.

3. Kapitel

»Sonnenbank, oder?«

»Ja, was dachtest du denn? Ich fahre doch erst in zwei Monaten in Urlaub. Aber ich will nicht leichenblass auf Rhodos ankommen, verstehst du. Ach, sieh nur, was für ein kleines Lämmchen.«

»Schlimm, nicht? Noch so jung. Wie alt kann er sein?«

»Ungefähr zehn, denke ich. Vielleicht noch nicht einmal. Zieh ihn schon mal aus.«

Benjamin schaute zu, wie sie schweigend seinen Körper wuschen. Er hatte es immer sehr genossen, wenn Mama ihn in die Badewanne steckte. Aufspritzendes Wasser. Seife, die einem glatt und nass aus den Händen flutschte. Ihre knetenden und massierenden Finger in seinen Haaren. Kitzeln in den Achselhöhlen. Nein, Mama, hör auf damit. Kichern in hohen Tönen, die sich glashart an den Kacheln brachen. Sein Nabel, wo Gottes Finger ihm bedeutet hatte: Du bist Benjamin. Mama tat es Gott mit ihrem Zeigefinger nach. Sein Penis, das seltsame Ding, das ihm am Bauch brannte. Die Backen fest zusammengekniffen, damit Mama mit dem Waschlappen nicht dazwischenkam. Und lachen, wenn sie ihn tätschelte, ihm einen Klaps gab. Dann, im Wasser sitzend, seine Schenkel, Knie, Waden. Nicht an den Fußsohlen kitzeln! Mamas Finger zwischen seinen Zehen. Däumling. Riesending. Alles mit der Dusche abspülen. Ein harter, warmer Strahl auf dem Körper. Wasser, das ihm in Bächen den Rücken hinunter, über den Bauch und im dicken Strahl vom Penis lief. Siehst du, Mama, ich pinkel in die Badewanne. Das warme Badetuch, in dem er ganz verschwand, und Mamas Hände, die ihn im Dunkeln abrieben.

»Ist er richtig trocken?«

»Ich glaube schon.«

»Tu noch etwas Talkumpuder zwischen seine Beine.«

Sie zogen ihm einen sauberen Pyjama an und falteten ihm die Hände im Schoß.

»Soll er gleich nach unten?«

»Nein, Marc hat seine Eltern angerufen. Die sind unterwegs. Sie sollten sich lieber hier von ihm verabschieden.«

Sie bedeckten ihn mit einem frischen Laken und ordneten die Blumen auf dem Nachtschrank.

»Schön, wie er so daliegt.«

»Armes Kind.«

»Calvin«, sagte Benjamin leise. »Gebt mir Calvin in die Hände.«

Eine der Schwestern nahm den Plastik-Calvin vom Nachtschrank, sah die andere an und lächelte. Dann stellte sie ihn wieder hin.

»Trotzdem vielen Dank«, flüsterte Benjamin noch, als sie das Zimmer verließen. Aber sie hörten ihn nicht.

4. Kapitel

Mama, Papa, Esther, Arnold!

Benjamin sprang von der Fensterbank und fiel Mama um den Hals.

»Was sagst du nun, Mama? Ich bin tot.«

Mama schüttelte langsam den Kopf und schloss die Augen. Sie kniff Papa in die Hand.

»Und sie haben mich von oben bis unten gewaschen und das Bett gemacht und alles schön hergerichtet. Sieh nur.«

Mama und Papa gingen ans Bett. Esther stand zögernd in der Tür. Arnold legte ihr eine Hand auf die Schulter.

Benjamin gab seiner Schwester einen schmatzenden Kuss und nahm Arnolds freie Hand. »Kommt«, sagte er. »Kommt und seht euch das an.«

Arnold lächelte Esther zu und schob sie auf die andere Seite des Bettes. Mama fuhr Benjamin mit der Hand leicht über die Stirn und Esther streichelte seine kalten Hände. Sie weinten leise, lautlos.

»Du musst nicht weinen, Mama. Mir geht es jetzt gut.«

Papa stand am Fußende und hatte die Lippen fest zusammengepresst.

»Junge, ach, mein Junge«, murmelte er.

Benjamin legte den Kopf in Papas starken Arm, wie er es so oft getan hatte. Gewöhnlich legte ihm Papa dann eine Hand auf den Kopf und zerwühlte ihm die Haare. Aber nun blieb er bewegungslos stehen.

»Papa, was ist denn?«, sagte Benjamin und schmiegte sich noch enger an ihn.

Eine ganze Weile standen sie nur da und sagten kein Wort. Hin und wieder war verhaltenes Schluchzen zu hören, tiefes Einatmen durch die Nase, das Klicken eines Handtaschenschlosses, wenn ein Taschentuch herausgeholt wurde.

Arnold ging um das Bett herum zum Nachtschrank mit den Spielsachen. Benjamin folgte ihm sofort. Arnold war sein Lieblingsonkel, sein Spielkamerad.

»Siehst du, Arnold, dies ist ein Alfa Romeo 145. Der macht hundertachtundsiebzig Sachen in der Stunde. Siehst du: Rrrrrrmmmmm! Und das ist ein Opel Astra Sport. Der macht sogar hundertneunzig! Und er beschleunigt von null auf hundert in elfeinhalb Sekunden.«

Arnold nahm den roten Opel Astra in die Hand und streichelte das Spielzeugauto mit den Fingerspitzen, als wäre es ein Lebewesen. Er führte es an den Mund, drückte lautlos die Lippen darauf und stellte es dann wieder zurück.

»Und hast du Calvin gesehen, Onkel Arnold? Den habe ich mir vorige Woche von meinem Taschengeld in einem Comic-Museum gekauft.«

Weiße Räume. Herumrennende Kinder. Zeichnungen an den Wänden. Tausende. Nicht genug Augen im Kopf. Ein Mädchen mit einem Zeichenblock. Tim und Struppi auf dem Spielplatz. Calvin als Tigerdompteur. Treppen. Endlose Treppen. Treppen und Marmor, Wendeltreppen aus Schmiedeeisen. Atemnot. Ich fühle mich plötzlich so schrecklich müde. Auf die Treppe setzen. Die können mich mal. Warum ich. Schwarz und gelb. Calvin und Hobbes. Hobbes, der sich schon räkelt. Gleich wird er zum Leben erwachen. Goldene Sterne, die zu langen Streifen werden und an der Wand zerschellen. Ich falle. Der Brillenschlumpf glotzt bedenklich. Tim fragt, ob ich klarkomme. Es geht, danke. Obelix steht verlegen vor mir und bietet mir einen Zaubertrank an. Die Halle ist eine Grotte. Ich liege auf einem Felsen, todmüde, kann mich nicht mehr bewegen. Calvin, mit einer Lampe auf der Stirn, klettert an einem gelben Strick zu mir. Als er mich unter die Arme fasst, scheint mir das grelle Licht in die Augen. Halte mich gut fest. Wir lassen uns blitzschnell zusammen am Tau hinunter. Freier Fall. Gehts, Junge? Mamas Stimme. Es ist vorbei. Calvin hat mich gerettet. Unten im Laden zähle ich mein Geld und kaufe mir einen zehn Zentimeter großen Calvin. Calvin lässt mich nie mehr im Stich. Nie mehr.

Arnold nimmt Calvin vom Nachtschrank und drückt ihn Benjamin in die gefalteten Hände. Mama lächelt. Papa nickt zustimmend.

Der Nachtpfleger kommt herein. Er hat im Zimmer nebenan Kaffee gekocht. Falls sie welchen trinken möchten. Es ist schon nach drei Uhr. Von weit her klingt gebrochenes Glockenspiel, falsch und zu spät. Sie verabschieden sich vom toten Körper. Mama ordnet seine Haare. Macht auf seiner Stirn das Kreuzzeichen. Küsst ihn. Bleib bei mir, mein Sohn.

»Natürlich«, sagt Benjamin, der neben ihr steht. »Ich bleibe bei dir, solange du willst.«

Im Pausenraum sitzen sie auf unbequemen Stühlen

stumm beieinander. Rühren mit Plastiklöffeln in Plastikbechern. Der Kaffee ist zuckersüß und nicht stark genug. Papa schiebt den Becher von sich. Trommelt mit den Fingern auf den Tisch.

»Und, Esther, was meinst du? Soll ich dich bringen?«

Papa sieht sie fragend an. Esther zieht die Schultern hoch.

»Ich weiß nicht. Es ist alles so seltsam.«

»Es wird dich ablenken, Kind. Es wird dir gut tun. Und Benjamin hätte nie und nimmer gewollt, dass du seinetwegen nicht mitmachst.«

Benjamin spitzte die Ohren. Worum ging es? Ach ja, natürlich, für heute Morgen war die Frühwanderung geplant. Das hatte sie gestern noch erzählt, als sie ihn besucht hatte. Mit einigen Freundinnen von der Realschule hatte sie in einem Naturpark eine frühe Morgenwanderung organisiert. Selbstverständlich musste sie hin. Darauf brauchte sie doch nicht zu verzichten, nur weil er zufällig heute Nacht gestorben war. Also, Esther, hingehen!

»Gut«, sagte Esther, »du kannst mich hinbringen.«

»Warte, ich komme mit«, sagte Benjamin.

5. Kapitel

Papa fuhr auf den Parkplatz vor dem Naturpark und hielt bei einer Gruppe von Jungen und Mädchen, die sich vor dem Eingang versammelt hatten. Taschenlampen blitzten auf. Es wurde gedämpft gesprochen und gelacht. Ab und zu, wenn es zu laut wurde, war ein mahnendes *Pst* zu hören.

Esther stieg aus und Benjamin folgte ihr sofort, bevor sie die Tür zuschlagen konnte. Sie gingen zu den anderen und winkten, als Papa abfuhr.

»Hallo, Esther, alles in Ordnung?«

Esther nickte.

Zum Glück war es noch dunkel. Die anderen brauchten ihre roten Augen nicht zu sehen. Benjamin schmiegte sich eng an sie und legte ihr den Arm um die Hüfte.

Punkt fünf Uhr klatschte die Führerin in die Hände. Alle waren da. Mit gedämpfter Stimme, die zum frühen Morgen passte, erklärte sie, was sie tun würden. Eine Wanderung von ungefähr zwei Stunden durch die Wälder und das Moor. Vor allem würden sie Vögel hören, und später, wenn es hell wurde, wären sie vielleicht auch zu sehen. Aber sie müssten absolut still sein, sonst würden sie nicht viel zu sehen bekommen. Und die Taschenlampen hätten am besten in den Taschen zu bleiben.

Esther fand das ganz in Ordnung. Niemand sagte ein Wort, schweigend gingen sie nebeneinander los. In der Ferne hörten sie einen Zug, wie das dumpfe Grummeln, wenn der Magen rumort. Ihre Augen gewöhnten sich langsam an das Dunkel. Der Sandweg, auf dem sie gingen, zeichnete sich wie ein ausgebleichter Läufer vom dunklen Gras ab. Die Büsche und Bäume sahen aus wie aus schwarzer Pappe geschnitten und an den hellen Himmel geklebt.

Ein Vogel sang und plötzlich bekam die Nacht eine Farbe. Lange, tiefe Töne, vier-, fünfmal hintereinander, dann unverhofft übergehend in scharfe, volle Klänge, wie schnelle Peitschenhiebe, und plötzlich aufbrausend zu einem Feuerwerk aus fröhlich perlenden Klängen und mitreißendem Fanfarengeschmetter.

»Nachtigall«, flüsterte die Führerin.

Schritt für Schritt näherten sie sich den zauberhaften Klängen. Sie blieben erst stehen, als der großartige Musikant im Gebüsch dicht vor ihnen zu sitzen schien. Die Führerin legte die Hände wie Muscheln hinter die Ohren und Esther folgte ihrem Beispiel. Die himmlischen Klänge waren nun noch voller, noch großartiger, noch klarer.

Esther biss sich auf die Unterlippe. Benjamin, der neben ihr stand, schaute kurz zu ihr auf und sah ihr an, wie sehr sie diese himmlische Musik, die gar nicht mehr aufhören wollte, genoss.

»Brüderchen«, murmelte Esther vor sich hin, »sie singt für dich. Ich wollte, du könntest es noch hören.«

»Ich höre es«, flüsterte Benjamin unhörbar.

Wie lange sie der Nachtigall zuhörten, wusste Esther nicht. Zehn Minuten, eine viertel Stunde, eine halbe Stunde? Das zu sagen war unmöglich. Der Vogel wollte und wollte nicht aufhören. Als die Führerin das Zeichen zum Weitergehen gab, war Esther erst etwas enttäuscht, aber als sie sich umdrehte, erglühte am östlichen Horizont ein schmaler, goldener Streifen. Darüber verblasste langsam ein heller Stern.

»Mein Stern«, sagte Benjamin.

»Die Venus«, sagte die Führerin und zeigte zum Himmel, »der Morgenstern. Eigentlich ein Planet.«

Ein Kuckuck in der Ferne. Fünfmal, sechsmal, siebenmal. Dann eine Amsel, ruhig plätschernd wie ein Bach in den Bergen. Das silberne Glöckchen einer Blaumeise direkt über ihnen. Das selbstbewusste, dreimal wiederholte Flöten einer Spechtmeise. Schmetternde Kohlmeisen. Ein sorgloser Fitis. Ein Zilpzalp, der den Takt schlägt. Das ganze Orchester setzte zum Frühkonzert an. Eine Sinfonie für die aufgehende Sonne.

Eine viertel Stunde lang war die Luft vom Singen der Vögel erfüllt. Auch die frühen Wanderer konnten nun nicht länger den Mund halten. Erst flüsterten sie nur, dann sprachen sie mit normaler Lautstärke, und als sie sich bei nachlassender Dämmerung besser sehen konnten, erklang auch helles Lachen. Das war ihre Art den Tag zu begrüßen.

Der erste Tag ohne Benjamin, dachte Esther.

Warum erlosch die Sonne nicht? Warum hielten die Vögel nicht den Schnabel? Warum ließen die Bäume ihre Frühjahrsblätter nicht sofort fahl werden und zu Boden fallen? Warum redeten die Menschen überhaupt noch? Was gab es denn noch zu sagen, nachdem ihr Bruder tot war? Warum verdorrte die Welt nicht?

»Geh nicht fort, Benjamin.«

»Ich bin doch bei dir, Schwester.«

»Was sagst du?«, fragte Aagje, die dicht neben Esther stand.

»Nichts, ich habe mit mir selbst gesprochen.«

»Schön hier, nicht? Die Nachtigall, großartig.«

»Ja. Ja.«

Schweigen. Normal benehmen. Sich lieber nichts anmerken lassen. Braucht ja nicht zu wissen, wie schwer es ist. Eigentlich ganz lieb, die Aagje.

»Du bist so still, Esther. Ist was?«

»Wir sollen doch still sein. Sonst hören wir die Vögel nicht.«

Aagje lachte.

»Du doch nicht. Du hast doch was, oder? Ist was mit deinem Bruder? Wie geht es ihm denn? Ist er noch im Krankenhaus?«

Also doch. Sollte es lieber sagen. Erfahren es ja doch. Lieber der kurze Schmerz.

»Er ist ... Benjamin ... ist heute Nacht gestorben.«

»Was sagst du? Das gibt es doch nicht.«

Aagje umklammerte Esthers Schulter.

»Das ist doch nicht dein Ernst?«

Esther nickte und kämpfte gegen ihre Tränen.

»Du Ärmste«, sagte Aagje schließlich. Sie umarmte Esther und drückte sie an sich.

»Sag den anderen nichts«, flüsterte Esther.

»O.k., tu ich nicht. Bleib in meiner Nähe.«

Benjamin lächelte. Er kannte Aagje, die mit Esther in einer Klasse war. Esther war in guten Händen.

6. Kapitel

Benjamin öffnete die Tür des Krankenzimmers und erschrak. Das Bett war leer und frisch gemacht. Die Blumen waren weg. Sein Spielzeug war weg. Sein Drachen war weg. Das Zimmer roch nach Desinfektionsmittel und auf dem Fußboden glänzten an manchen Stellen noch feuchte Flecken im Morgenlicht.

»Was haben sie mit meinem Körper gemacht?«, fragte Benjamin halblaut. Es schwang ein wenig Panik mit in seiner Stimme. Sie konnten seinen Körper doch nicht einfach wegtun. Der gehörte doch ihm. Genau wie sein Spielzeug. Genau wie die Blumen.

Benjamin ging auf den Gang. Eine Schwester schob einen Wagen voller Bettwäsche.

»Hallo, Schwester, wohin hast du mich gebracht? Meinen Körper, meine ich. Der war tot. Aber jetzt ist er weg.«

Die Schwester war tief in Gedanken und hörte ihn nicht. Benjamin lief ihr nach und sprang auf den Wagen. Sie schien ihn nicht einmal zu bemerken.

Aus einem Zimmer kamen zwei junge Ärzte, die sich angeregt unterhielten. Benjamin sprang vom Wagen und lief auf sie zu.

»Herr Doktor, mein Zimmer ist leer. Ich bin weg. Ich meine, mein Körper. Der ist zwar tot, aber ich habe ihn noch ... eh ... er muss noch beerdigt werden. Sie haben ihn doch nicht ...? Mama und Papa müssen doch dabei sein.«

Die Ärzte gönnten ihm keinen Blick und redeten über

seltsame Sachen, die sich anhörten wie Falderalitis und Pierlalatika. Das machte Benjamin wütend. Warum wollte niemand auf ihn hören? Er fragte doch etwas. Er war doch höflich. Wartet nur! Er stellte sich den Ärzten in den Weg und streckte die Arme aus um sie aufzuhalten. Es war, als gingen die Ärzte einfach durch ihn hindurch. Er hatte sie nicht einmal gespürt. Er existierte für sie einfach nicht mehr.

Ratlos blieb er stehen. Er lehnte sich an die nackte grüne Wand des Krankenhausganges. Konnte ihm denn niemand helfen? Konnte ihm denn niemand sagen, wo sie seinen Körper hingelegt hatten? Was würden Mama und Papa sagen, wenn sie gleich kamen? Die wollten seinen Körper doch auch noch sehen, ein letztes Mal streicheln, ihn küssen. Er musste, er würde ihn wieder finden.

Die Rumpelkammer! Am Ende des Ganges war die Rumpelkammer. Das hatte er letzte Woche gesehen, als er an Mamas Hand zur Kapelle ging. An der Tür war ein Schild, auf dem *Personal* stand und darunter *Kein Zutritt für Unbefugte*. Er hatte Mama gefragt, was das für ein Zimmer sei, und sie hatte geantwortet, das wäre vielleicht eine Rumpelkammer, in der die Schwestern nicht mehr benutzte Sachen aufbewahrten. Sollten sie da vielleicht die Leichen ...?

So schnell wie ein Pfeil schoss Benjamin den Gang entlang. Er lief an einer Putzfrau mit einem Schrubber vorbei, zwängte sich durch kichernde Schwestern und prallte dann mit einer alten Frau zusammen, die gerade um die Ecke kam. Sie fielen beide hin und rutschten mindestens sechs Meter weit über den Fußboden.

»Hahaha!« Die Alte lachte laut auf. »Was bist du denn für ein Wilder? Macht nichts. Heute nicht mehr. Das hätte mir vorgestern passieren müssen! Hahaha.«

»Entschuldigen Sie.« Benjamin war völlig verwirrt. »Ich war ... ich meine ... Habe ich Ihnen wehgetan?«

»Aber nein. Mir kann nichts mehr passieren. Du bist auch tot, oder?«

»Hm ... ja«, sagte Benjamin und nickte.

»Tja, ich bin Fientje. Und wie heißt du?«

»Benjamin. Ich bin heute Nacht gestorben. Aber woher weißt du, dass ich tot bin?«

»Das sieht man doch, Benjamin. Wärst du noch lebendig, wärst du einfach durch mich hindurchgelaufen. Aber da wir nun beide im Jenseits sind, stoßen wir natürlich zusammen. Haha, ich habe seit Jahren nicht mehr so gelacht. Dass ein Mensch dafür erst sterben musste! Haha!«

Benjamin rappelte sich auf, reichte Fientje die Hand und half auch ihr wieder auf die Beine.

»Geht schon ... es ist ja nichts passiert. Seit ich von meinem Körper erlöst bin, funktionieren alle meine Gelenke wieder.«

»Wann bist du denn gestorben, Fientje?«

»Gestern Vormittag. Es war auch höchste Zeit, weißt du. Ich hatte schon jahrelang Rheuma. Immer Schmerzen in den Ellbogen, den Handgelenken, den Schultern, den Knien, den Füßen, überall. Meine Knochen waren so spröde und brüchig geworden, dass der große Krankenpfleger, der junge Mann mit der Brille, mir schon den Arm brach, als er mich hochhob um mich ins Bett zu legen. Na ja, was soll man da sagen, wenn man einundachtzig ist.«

»Einundachtzig? Ich bin gerade zehn geworden.«

»Das ist jung. Da bist du doch noch nicht verbraucht?«

»Ich nicht. Aber mein Herz vielleicht ein bisschen. Es hat plötzlich schlappgemacht.«

»Tja, damit wirst du hier keinen Ärger mehr haben. Sieh mich an, alles klappt wieder.«

Fientje machte einen Tanzschritt und warf die Beine in die Luft wie eine Balletttänzerin.

»Bravo!«, rief Benjamin.

»Aber sag mal«, fragte Fientje, »warum warst du denn so aufgedreht? Warum solche Eile, wenn du doch die Ewigkeit vor dir hast?«

Benjamin sah sie verdattert an. »Mein Körper ist verschwunden«, sagte er. »Als ich vorhin auf sein Zimmer kam, war er weg. Wenn Mama und Papa gleich kommen, wollen sie ihn bestimmt noch einmal sehen. Aber niemand will mir sagen, wo sie ihn gelassen haben.«

»Benjamin, Benjamin«, Fientje schüttelte den Kopf. »Deinen Körper haben sie in den Keller gebracht, in die Leichenkammer. Wie alle Leichen. Ins Kühlfach. Mein Körper liegt da auch seit gestern. Komm, ich zeige dir, wo das ist.«

Gemeinsam gingen sie den Gang entlang und Benjamin wollte zum Fahrstuhl.

»Nein, Benjamin, nicht mit dem Lift. Ich weiß was Besseres.« Fientje setzte sich aufs Treppengeländer und rutschte hinunter.

»Flutsch! Herrlich! Das habe ich seit siebzig Jahren nicht mehr gemacht.«

Benjamin musste lachen, ließ sich aber nicht zweimal bitten. Gleich darauf rutschte er in einem solchen Tempo hinunter, dass er noch ein Stück durch die Luft flog und genau auf Fientjes Füßen landete.

»Oh, Entschuldigung.«

»Haha«, lachte Fientje. »Junge, meine Hühneraugen. Aber die spüre ich nicht mehr. Komm, wir sind erst auf der achten Etage.«

Sie saß schon wieder auf dem Geländer und rutschte eine Etage tiefer. Benjamin rutschte bäuchlings hinterher.

»Komm, setz dich vor mich, dann rutschen wir zusammen runter.«

Sie stellten die verrücktesten Sachen an, während sie eine Etage nach der anderen zurücklegten. Als sie auf der dritten Etage ankamen, balancierten sie wie Seiltänzer auf dem schmalen Treppengeländer. Unterwegs zur nächsten Etage sprang Fientje Benjamin auf die Schultern, stieß ein Indianergeheul aus und wirbelte ihren Schal herum, als wäre er ein Lasso. Das letzte Treppengeländer nahmen sie so wild, dass sie hart auf den Boden plumpsten und weiterrollten, bis sie an der Kellertür liegen blieben.

»So, das hätten wir«, sagte Fientje.

Benjamin keuchte vor Aufregung. Er fühlte sich überhaupt nicht müde. Im Gegenteil, er war so putzmunter wie ein Osterküken, das gerade aus dem Ei gekrochen ist.

Auf dem Gang war ziemlich viel Betrieb. Patienten mit großen Laufzetteln waren unterwegs zu den Sprechzimmern. Ein Arzt mit umgehängtem Stethoskop rief einer Schwester etwas zu, die heftig nickte und dann in die andere Richtung ging. Putzfrauen in blauen Kittelschürzen schoben Wagen mit Eimern und Putzmitteln vor sich her.

»Komm«, sagte Fientje, »hier ist zu viel Betrieb. Wir gehen nach unten.«

Sie öffnete die Tür, auf der in Goldbuchstaben *Leichenhalle* stand, und gemeinsam gingen sie hinein. Ihre Schritte wurden gedämpft von dem dicken, roten Läufer, der mit Kupferstäben über die Treppenstufen gespannt war. Sanftes Licht, sanfte Musik. Benjamin, der gerade noch so ausgelassen gewesen war, wurde ganz still. Fientje nahm ihn an die Hand und gemeinsam gingen sie die Treppe hinunter.

Benjamin öffnete die beiden Flügel der Mahagoniholztür und spähte vorsichtig hinein. So etwas wie eine Kapelle. Weiße Holzbänke. Violette Vorhänge. Es roch nach Blumen und erloschenen Kerzen. Auf Zehenspitzen ging Benjamin hinein.

»Komm«, flüsterte Fientje, »die weiße Tür da links hinter dem Vorhang. Da müssen wir rein.«

Die Tür war bleischwer und mindestens fünfundzwanzig Zentimeter dick. Benjamin stemmte sich mit seinem ganzen Gewicht dagegen, trotzdem musste Fientje ihm noch helfen. Mit einem saugenden Geräusch ging die Tür auf. Kalte Luft schlug ihnen entgegen. Benjamin schrak zurück.

»Komm nur mit«, sagte Fientje. »Hier ist es kühl, aber da du nun tot bist, brauchst du keine Angst mehr zu haben dich zu erkälten.«

Sie ging durch einen langen, grauen Gang. Ihre Schritte, die gerade noch vom dicken Teppichboden gedämpft worden waren, warfen nun ein hohles Echo an die Betonwände. Benjamin folgte ihr. Links und rechts waren dicke Türen. Solche Türen hatte Benjamin früher schon einmal beim Schlachter gesehen. Männer mit weißen Käppis trugen auf und ab wippende Rinderhälften hinein, während die Frau des Schlachters mit einem Aufnehmer Bluttropfen von den Fliesen wischte. Kühlräume für totes Fleisch. Das ist hier nicht anders, dachte Benjamin und folgte Fientje, die die mittlere Tür geöffnet hatte.

Die Wand des Kühlraumes bestand aus Metallschubfächern. Es sah aus wie ein großer Archivschrank für Karteikarten. Wie in der Bibliothek, dachte Benjamin, der dort oft nach einem Buch gesucht hatte. Allerdings waren in diesen Schubfächern keine Karteikarten, sondern Leichen. Fientje zog ein Fach aus der Wand, rief Benjamin zu sich und sagte: »Siehst du, hier liege ich.«

Benjamin betrachtete den toten Körper, der die Farbe von Bienenwachs hatte.

»Du siehst jetzt viel besser aus«, sagte er leise.

Fientje lächelte.

»Und wo liege ich?«

»Tja, das weiß ich natürlich nicht genau«, antwortete Fientje. »Wir werden suchen müssen.«

Sie schob ihren eigenen Körper wieder in die Wand

und zog das Fach darüber heraus. Ein alter Mann mit Bart. Sie schob ihn zurück. Das oberste Fach. Leer. In der Reihe daneben lagen, von oben nach unten, zwei alte Männer, eine Frau von ungefähr vierzig und ... ein Baby.

»Mein Gott«, sagte Benjamin. »So ein Wurm.«

Fientje schaute ihn an und für einen Moment meinte Benjamin, eine Träne in ihren Augen sehen zu können.

»Wie Karlchen«, seufzte sie. »Lag tot in seiner Wiege, als er zwei Monate alt war. Ein Traum von einem Kind. Er saugte seine Milch, bis er wohl daran erstickt ist. Er war mein Erster. Am vierundzwanzigsten Mai ist es genau fünfundfünfzig Jahre her. Aber ich denke immer noch jeden Tag an ihn, verstehst du?«

Benjamin nickte. Fientje schob das Fach wieder zurück und begann mit der nächsten Reihe. Benjamin wurde ungeduldig.

»Wo haben sie mich denn hingelegt? Du bist doch sicher, dass man mich hierher gebracht hat?«

»Natürlich«, sagte Fientje. »Alle Leichen werden hierher gebracht. Bis der Bestattungsunternehmer sie holen kommt.«

Benjamin nickte. Er dachte an Opa. Der half oft dem Bestattungsunternehmer in ihrem Dorf.

»Aber wenn sie nun auf jedes Fach den Namen von dem schreiben würden, der da liegt. Das wäre doch viel einfacher.«

»Ja, für uns«, meinte Fientje. »Aber ich kann mir vorstellen, dass der Mann der Leichenhalle etwas anderes zu tun hat als jeden Tag neue Namensschilder zu schreiben. Die meisten Leichen bleiben doch nur zwei oder drei Tage hier. Also hat jedes Fach nur eine Nummer. Er hat sich die Namen bestimmt auf einer Liste notiert.«

Sie zog das Fach siebzehn auf, schaute nach, schob es sofort wieder zurück. Benjamin sah sie fragend an.

»Sieh lieber nicht hin«, sagte Fientje. »Ein junger Mann. Furchtbar anzusehen. Bestimmt das Opfer eines Verkehrsunfalls. Sein ganzes Gesicht ... Ach, lass nur.«

Sie wollte gerade Fach achtzehn aufziehen, als Schritte auf dem Gang zu hören waren.

»Hallo, da ist jemand«, brummte Fientje. »Wir sollten uns ruhig verhalten.«

Die schwere Tür wurde knarrend geöffnet und ein Mann in grauem Arbeitskittel kam herein. Er war bestimmt kurzsichtig, denn er hielt sich einen kleinen Notizblock dicht vor die Augen. Mit der Spitze seines Bleistifts fuhr er eine Liste entlang. Plötzlich stockte er und sagte halblaut: »Das ist er, zweiundzwanzig.«

Er ging sofort zu dem Fach mit der Nummer und zog es hervor.

»He, da liege ich!«, rief Benjamin. Aufgeregt stieß er Fientje an.

»Wir waren fast so weit«, sagte sie.

»Was macht er mit mir?«, fragte Benjamin.

»Ich vermute, du kriegst Besuch«, antwortete sie.

Der Mann der Leichenhalle zog das Fach ganz aus der Wand und klinkte es auf ein Untergestell mit Rädern ein. Während er mit dem Rücken die Tür aufschob, zog er den Wagen auf den Gang. Benjamin und Fientje folgten ihm.

In der Kapelle schob er den Wagen in ein Gatter, das mit violetten Vorhängen und Blumen ausgekleidet war. Er ordnete ein paar Lilien, steckte zwei Kerzen an, strich eine verrutschte Haarsträhne von Benjamin zurecht, drückte ihm Calvin etwas fester in die Hände und nickte zufrieden. Mit einem Schlüssel öffnete er einen Wandschrank, in dem ein Telefon und ein Lautsprecher waren. Er wählte eine Nummer.

»Hallo, hier die Leichenhalle. Sie können kommen.«

Er stellte Musik an, und während die Orgelklänge den Raum füllten, verschwand er durch die Tür in den Kühlraum.

»So«, sagte Fientje, »sie werden wohl gleich kommen. Dann gehe ich mal. Ich will noch eben bei mir zu Hause sehen, ob meine Schwiegertochter schon gefunden hat, was sie sucht. Sie ist davon überzeugt, dass ich einen Strumpf voll Geld versteckt habe. Es ist zum Kaputtlachen. Lass es dir gut gehen, Benjamin. Wir sehen uns noch.«

Und weg war sie. Benjamin setzte sich und lauschte der Musik. Von ihm aus hätte es weniger getragen sein dürfen. Etwas mehr Pop oder so ähnlich. Etwas mit Gitarren. Aber vielleicht schickte sich das nicht, wenn jemand gestorben war.

»Mama! Papa!«

Benjamin schaute freudig überrascht auf, als die Tür zögernd geöffnet wurde und seine Eltern hereinkamen. Papa schaute stur vor sich hin und kniff die Lippen zusammen. Mama stützte sich auf seinen Arm. Ihre Augen waren rot, aber sie weinte nicht mehr.

»Komm«, sagte Benjamin und führte sie dicht an seinen Körper heran. »Wein dich nur richtig aus, Mama. Und du auch, Papa. Es wird euch gut tun.«

Und dabei schmiegte er sich so fest wie möglich an sie.

7. Kapitel

Benjamin wartete schon eine viertel Stunde auf der Treppe vor dem Krankenhaus. Um drei Uhr sollten Opa und Onkel Arnold ihn holen kommen. Das hatte Papa zu dem Mann im grauen Arbeitskittel in der Leichenhalle gesagt. Immer wieder ging Benjamin auf und ab. Wo sie nur blieben? Sie hatten ihn doch nicht vergessen? Sie würden den Weg doch finden?

Genau um sieben Minuten nach drei – das konnte er auf der großen Uhr auf dem Turm des Krankenhauses sehen – kam der silbergraue Leichenwagen um die Ecke.

»Opa! Arnold!«

Benjamin rief und winkte. Er ging ein paar Schritte auf den Wagen zu, um schon die Tür öffnen zu können, aber der Chevrolet hielt nicht vor dem Krankenhauseingang. Stattdessen fuhr er langsam vorbei, bis er fünfzig Meter weiter auf eine ziemlich steile Auffahrt bog.

So schnell er konnte lief Benjamin hinter dem Wagen her. Natürlich, dachte er, wie hatte ich so dumm sein können! Mit einer Leiche würden sie doch nie und nimmer das Krankenhaus durch den Haupteingang verlassen. Es gab bestimmt eine extra Einfahrt für Leichenwagen, damit er direkt zur Leichenhalle fahren konnte.

Er kam zu der Auffahrt und rannte sie entlang. Da stand der Chevrolet. Arnold und Opa stiegen aus und ließen die schweren Türen ins Schloss fallen. Benjamin war so sehr außer Atem, dass er kein Wort herausbekam. Keuchend lehnte er sich an die Wagentür.

»Opa ...pfff ... Arnold ... pfff ... der neue ... pfff ... pfff ... Chevrolet ...«

»Tja«, sagte Opa, während er die Heckklappe des Leichenwagens hochklappte, »der hätte Benjamin gefallen, der neue Chevrolet. Als mein Chef den Wagen bestellte, habe ich ihm Prospekte gezeigt. Den müsst ihr nehmen, Opa, hat er da gesagt. Sieh nur, wie schnell der fahren kann. Und als ich ihm sagte, dass ein Leichenwagen eigentlich immer nur im Schritttempo fährt, zog er die Schultern hoch. Wenn ihr ihn habt, darf ich doch mal mitfahren, fragte er dann.«

Opa rieb sich mit dem Ärmel ein Staubkörnchen aus den Augen.

»Wer hätte damals daran gedacht, dass er der Erste sein könnte, der damit gefahren wird.«

Er beugte sich vor und zog einen Sarg aus dem Wagen. Arnold nahm das andere Ende und gemeinsam trugen sie den Sarg hinein. Da war auch wieder der Mann im grauen Kittel. Benjamin schlich hinter ihnen her.

Erst musste Opa ein paar Formulare unterschreiben.

»Es ist mein Enkel«, sagte er, während er seinen Namen kritzelte.

»Oh«, sagte der Mann im Arbeitskittel. »Mein Gott.«

»Unbegreiflich«, fuhr Opa fort. »Letzte Woche tobte er noch bei uns im Garten rum. War wohl was mit seinem Herzen, heißt es. Für ein paar Tage ...«

Er schwieg, schluckte. Arnold, der schweigend neben ihm stand, legte ihm die Hand auf die Schulter.

»Komm, Papa«, sagte er. »Wir sollten erst unsere Arbeit tun.«

»Soll ich euch helfen?«, fragte der Mann im Arbeitskittel. »Er liegt in ... eh ... zweiundzwanzig.«

Sie legten den Sarg auf einen Wagen und rollten damit in den Kühlraum. Benjamin schlich still hinter ihnen her. Der Mann zog das Fach auf.

»Hast du Calvin gesehen?«, fragte Benjamin.

Opa lächelte. Er fuhr mit der Hand über die marmorglatte Stirn seines Enkels und schüttelte den Kopf.

»Zehn Jahre«, murmelte Arnold. »Ich kann es nicht glauben. Ich habe immer das Gefühl, er würde Versteck spielen und gleich wieder zum Vorschein kommen.«

»Hier bin ich!«, sagte Benjamin. Aber das schienen sie nicht zu hören.

Arnold schraubte den Sargdeckel auf und stellte ihn vorsichtig an die Wand.

»So leicht«, sagte Opa, als er ganz alleine die Leiche nahm und behutsam in den Sarg legte.

Sie legten den Deckel lose auf und fuhren hinaus. Dann schoben sie den Sarg in den Leichenwagen.

»Mit dem Kopf nach vorn«, sagte Arnold. »Dann ist er näher bei uns.«

»Du hast den Deckel noch nicht zugeschraubt«, sagte Opa.

»Nein«, antwortete Arnold. »Ich dachte, wir können während der Fahrt den Deckel vielleicht daneben liegen lassen. Dann ist er irgendwie noch bei uns.«

»Das gefällt mir«, krähte Benjamin und sprang in den Laderaum.

Opa befestigte den Sarg und nahm den Deckel wieder herunter. Dann schloss er die Heckklappe. Der Mann im Arbeitskittel nickte, als sie abfuhren. Opa streckte die Hand hoch und Benjamin schob den violetten Vorhang zur Seite und tat es ihm gleich.

Vorsichtig steuerte Opa den Leichenwagen durch die engen, belebten Straßen beim Krankenhaus. Benjamin rutschte bis dicht hinter die Vordersitze und sah über Opas Schulter auf die Armaturen in ihrem neuen Glanz.

Arnold drehte sich um und schaute auf Benjamins toten Körper im Sarg. Er blinzelte ihm zu.

»Schöner Wagen, findest du nicht, Benjamin?«

»Ja«, antwortete Benjamin. »Und der Motor ist kaum zu hören.«

»Ja, ganz leise. Nur ein Flüstern.«

»Aber langsam ist er. Will Opa nicht schneller?«

»Ich glaube, für Benjamin ist dies ein Schneckentempo, Papa.«

»Ja, aber hier in der Stadt kann ich nicht schneller fahren. Warte ab, bis wir auf der Autobahn sind. Dann werde ich ihm was zeigen.«

Arnold lächelte. Benjamin schaute auf den Tachometer, der knapp zwanzig Stundenkilometer anzeigte.

Es war viel Verkehr auf den Straßen. Ein weißer Lieferwagen stand halb auf dem Bürgersteig, halb auf der

Straße und behinderte den Verkehr. Ein Radfahrer stieg ab und schlängelte sich durch die Autos. Schulkinder mit Schulranzen warteten an den Bordsteinen darauf, die Straße überqueren zu können. Benjamin dachte an seine Schulfreunde. Jetzt, nachdem die Osterferien vorbei waren, hätte er eigentlich wieder in der Klasse sitzen müssen. Komischer Gedanke, nie mehr zur Schule zu gehen. Ob sie es wohl schon wussten?

Endlich kam der Verkehr wieder in Gang. Der Leichenwagen fuhr nun ruhig durch die Außenbezirke zur Autobahn. Als sie auf der Auffahrt waren, schnellte Benjamin auf.

»Los, Opa, gib Gas. Zeig doch mal, was er draufhat.«

Noch in der Einfädelspur trat Opa das Gaspedal durch und der Wagen schoss auf die Fahrbahn. Er wechselte sofort auf die linke Spur und zog in wenigen Sekunden auf hundertzwanzig Stundenkilometer hoch.

»Schneller, Opa, schneller!«, rief Benjamin.

»Vorsicht, Papa«, sagte Arnold. »Du fährst schon hundertzwanzig. Denk daran, dass der Wagen noch nicht eingefahren ist.«

»Ach, nur mal eben. Ich tus für Benjamin.«

»Schmatz!«

Benjamin gab Opa einen schmatzenden Kuss in den Nacken.

»Prima, Opa. Komm, lass mich mal ans Steuer.«

Benjamin zwängte sich zwischen die beiden vorderen Sitze und setzte sich neben Opa. Der legte Benjamin einen Arm um die Schulter und hielt mit der anderen Hand das Lenkrad.

»Rutsch etwas zur Seite, Opa. Ich fahre selbst.«

Benjamin nahm das Lenkrad in beide Hände und stellte den rechten Fuß aufs Gaspedal.

»Pass auf, Opa, es geht los!«

Opa rutschte lächelnd zur Seite. Benjamin schaute abwechselnd auf die Fahrbahn und auf den Tacho.

Hundertdreißig ... hundertfünfunddreißig ... hundertvierzig ... hundertfünfzig ... hundertsechzig ... hundertfünfundsechzig ...

Bei der Abfahrt *Lunapark* verließ Benjamin die Autobahn und folgte den Hinweisschildern *Rennstrecke*. Er verringerte kaum das Tempo, als er auf die Rennstrecke einbog. Weit entfernt sah er einen Mann eine schwarzweiß karierte Fahne schwenken. Zugleich schossen mindestens zwanzig Formel-1-Wagen auf die Rennstrecke. Der Leichenwagen lag an letzter Stelle, aber Benjamin trat das Gaspedal durch und konnte noch vor der ersten Kurve drei Rennwagen überholen. In der Kurve quietschten die Reifen und Benjamin musste sich mit seinem ganzen Gewicht ans Lenkrad hängen um auf der Bahn zu bleiben. Arnold klammerte sich an dem Griff über dem Seitenfenster fest und starrte erschrocken auf die Rennwagen. Opa jubelte und rief: »Gut so, Benjamin, zeig es ihnen!«

Benjamin steuerte die nächste Kurve an, schoss an einem Rennwagen links, an einem anderen rechts vorbei, bremste vor dem Kurveneingang scharf ab und zog den Chevrolet mit schleuderndem Heck in die Gerade. Es gelang ihm gerade noch einem Rennwagen auszuweichen, der etwas zu waghalsig gewesen war, sich nun um die eigene Achse drehte und mit dem Heck in den Strohballen zum Stillstand kam.

Jetzt waren noch sieben vor ihm. Benjamin blinzelte Opa zu und gab Vollgas. Zweihundertdreiundzwanzig laut Tacho. Plötzlich blinkte ein rotes Lämpchen auf.

»Verflixt, der Tank ist leer!«, schrie Benjamin. »Hast du vergessen zu tanken, Opa?«

»Nein, mein Junge, der Wagen schluckt so viel. Und erst recht, wenn du so schnell fährst.«

»Schnell in die Box.«

Der Leichenwagen blieb mit einem Ruck stehen – eins – auf die Grube und sofort – zwei – wurde er angehoben – drei – die Motorhaube aufgemacht – vier – während herbeigeeilte Mechaniker die Räder abschraubten – fünf – Tankverschluss ab – sechs – gurgelnd läuft der Treibstoff – sieben – durch den Einfüllstutzen – acht – Öl wechseln – neun – Bremsleitungen nachsehen – zehn – läuft noch Treibstoff – elf – Reifen klar – zwölf – Räder drauf – dreizehn – läuft – vierzehn – Tank voll – fünfzehn – Verschluss drauf – sechzehn – Motorhaube zu – siebzehn – frische Blumen in den Sarg – achtzehn – *ready to go!* – neunzehn Sekunden. Nicht schlecht für einen Chevrolet.

Benjamin raste wieder auf die Piste und trieb die Tachonadel gnadenlos nach oben. Schleudernd sauste er durch die Kurven und holte den Rückstand nach und nach wieder auf. Zum Glück war er nicht der Einzige, der einen Boxenstopp nötig hatte. Noch zwei Runden. Noch drei Wagen vor ihm. Benjamin fuhr dicht an den dritten heran, kam aber nicht vorbei. Der Fahrer behinderte ihn, indem er sich immer genau vor ihn setzte. Benjamin presste die Lippen aufeinander. Sah kurz Opa an. Der kaute vor Anspannung an den Fingernägeln. Dann schaute er zu Arnold hinüber. Der hatte sich, aschgrau im Gesicht und mit geschlossenen Augen, so klein wie möglich in den Sitz gekauert.

»Jetzt oder nie«, flüsterte Benjamin entschlossen.

Mit zwei Rädern auf dem Rasen neben der Piste überholte er den Widersacher, dass die Erdklumpen nur so spritzten. Der andere Fahrer war so wütend, dass er in der nächsten Kurve zu steuern vergaß und einfach geradeaus in die Umgrenzung raste.

Auf der Geraden kam Benjamin an den an zweiter Stelle liegenden Wagen heran und in der Kurve gelang es ihm, auch an ihm vorbeizukommen. Noch ein Wagen vor ihm. Benjamin war ihm auf den Fersen.

»Na los, schnapp ihn dir, Benjamin«, rief Opa.

»Vorsichtig, vorsichtig!«, jammerte Arnold.

»Auf gehts!«, schrie Benjamin.

Er saugte sich im Windschatten des Wagens vor ihm fest und fuhr im Zickzack hinter ihm her durch die Kurven. Kreischende Bremsen. Quietschende Reifen. Nach links, nach rechts. Arnold schaute sich kurz um und sah, wie Benjamins Körper im Sarg von links nach rechts rollte.

Seite an Seite rasten der Rennwagen und der Leichenwagen durch die letzten Kurven der Rennpiste. Die letzte Gerade. Ganz kurz berührten sich ihre Räder. Funken sprühten auf. Benjamin schaute zur Seite, genau in die Augen des anderen Fahrers. Gleiche Höhe. Wer würde es schaffen? Weit vorn sah er den Mann mit der schwarzweißen Fahne. Winken. Winken. Blinklichter. Gelber Champagner verspritzt in goldenem Schaum. Grüne und rote Blitze. Feuerwerk. Lichtblitze wie in einem Kaleidoskop. Heulende Sirenen. Blau. Blau. Blaue Blinklichter. Stille.

Mit einem tiefen Seufzer hielt Opa auf der Standspur. Vor ihm setzte ein Mann der Autobahnpolizei sein Motorrad auf den Ständer, während der andere Polizist neben ihm hielt. Opa drehte sein Fenster runter und sah den Beamten schuldbewusst an.

»So«, sagte der, »hundertzweiundfünfzig Stundenkilometer. Etwas schnell für einen Leichenwagen, finden Sie nicht?«

»Bin ich so schnell gefahren?«, fragte Opa ungläubig.

»Darf ich bitte die Papiere sehen?«, sagte der Polizist ungerührt.

Arnold suchte sie im Handschuhfach zusammen und gab sie Opa, der sie an den Polizisten weiterreichte.

»Soso, nagelneuer Wagen. Mal eben ausprobieren, was er kann. Oder?«

»Hmm«, sagte Opa entschuldigend.

Der Beamte schaute hinten in den Wagen und erschrak, als er den offenen Sarg mit Benjamins Körper darin sah.

»Soso, Sie haben auch noch einen Kunden dabei, wie ich sehe. Fahren Sie die immer im offenen Sarg spazieren?«

»Nein«, antwortete Opa zögernd. »Es ist mein Enkel, wissen Sie. Zehn Jahre alt. Ich bin völlig durcheinander.«

Der Polizist nickte bedächtig, schlug sich kurz mit den Wagenpapieren auf die linke Hand und gab sie dann wieder Opa.

»Hier. Einmal lasse ich das durchgehen. Aber seien Sie vorsichtig. Und halten Sie sich in Zukunft an die Verkehrsregeln.«

»Bestimmt«, sagte Opa. »Und ... entschuldigen Sie vielmals.«

Der Polizist tippte sich mit den Fingern an den Helm, stieg auf sein Motorrad, winkte seinem Kollegen zu und fuhr an.

Opa schaute in den Rückspiegel und reihte sich wieder in den Verkehr ein. Er fuhr vorsichtig und blieb auf der rechten Spur.

»Warum tust du so etwas, Papa? Ich hatte dich noch gewarnt ja vorsichtig zu sein.«

»Ach«, meinte Opa leise, »ich habe an Benjamin gedacht. Übrigens ein prima Wagen, der Chevrolet.«

Benjamin, der inzwischen wieder hinten saß, lachte sich ins Fäustchen.

8. Kapitel

»Geh nur, Esther«, sagte Mama.

Esther zog die Schultern hoch.

»Warum sollte ich? Benjamin ist tot.«

»Aber er wird doch erst morgen beerdigt. Die Schulfahrt ist schon lange fest geplant. Du hast dich so darauf gefreut. Und wir sind schon seit Jahren nicht mehr an der See gewesen.«

»Mama, ich muss immerzu an Benjamin denken.«

»Ich auch, mein Kind. Aber wir müssen weiterleben. Das Leben hört ja nicht auf. Es sieht im Augenblick nur so aus. Wir dürfen nicht stehen bleiben, Esther.«

»Aber dann bist du den ganzen Tag allein.«

»Aber nein, Papa ist auch zu Hause. Und vor der Beerdigung gibt es noch so viel zu erledigen.«

»Ob ich dann doch mitfahren soll?«

»Natürlich, mein Kind. Es wird dich ablenken.«

Esther zögerte noch. »Aber das kommt mir so vor, als ob ich meinen Spaß habe, während mein Bruder tot und noch nicht einmal beerdigt ist. Ob das Benjamin wohl recht wäre?«

»Natürlich«, rief Benjamin, der unbemerkt hereingekommen war.

»Natürlich«, sagte Mama. »Weißt du, was du machst? Du nimmst Benjamins Drachen mit. Das hätte er selbst auch so gewollt.«

»Ja!«, rief Benjamin. »Komm, Schwesterchen, beeil dich. Ich komme mit. Dann kann ich den Drachen doch noch steigen lassen. Beeilung, sonst verpassen wir noch den Bus.«

Esther schulterte den Rucksack, in den Mama Butterbrote und den Badeanzug gepackt hatte. Den Drachen mit der Rolle Bindfaden steckte sie in eine große Plastiktüte. Zusammen verließen sie das Haus.

Im Bus saß Esther allein auf der Bank. Das fand Benjamin prima. Da konnte er sich neben sie setzen. Selbstverständlich wussten die anderen, dass Esthers Bruder tot war. Es tat ihnen auch sehr Leid für Esther, aber sie fanden es so schwer darüber zu reden. Also sagten sie lieber nichts. Das war natürlich dumm. Das fanden sie selbst auch. Aber was sagt man in so einem Fall? Nur Aagje setzte sich auf die Bank hinter sie. Sie streichelte Esther über die Haare und flüsterte: »Und, Mädchen, wie geht es dir?«

»Ganz gut.«

»Mhmm. Verstehe.«

Es blieb eine Weile still. Dann sagte sie: »Finde ich aber stark, dass du heute mitkommst.«

Esther schloss die Augen und versuchte etwas zu schlafen. Der Bus schaukelte und weil die letzten Tage so viel Unruhe gebracht hatten, fiel sie schon bald in tiefen Schlaf. Benjamin schmiegte sich an sie.

Sie träumte, dass sie zusammen am Strand herumliefen. Sie waren ganz allein. Ihre Schuhe hatten sie ausgezogen und sie liefen in die Brandung. Das Wasser beschrieb an Land große Bogen, als würde ein riesiger Maler mit einem unsichtbaren Pinsel gewaltige Farbstriche ziehen.

Benjamin sammelte Muscheln in eine Plastiktüte. Von jeder Muschel kannte er den Namen und murmelte ihn wie ein Gebet: Bohrmuschel, Herzmuschel, Pantöffelchen, Rote Bohne, Tellmuschel, Strandauster, Venusmuschel, Wellhorn.

»Woher weißt du all die Namen?«, fragte Esther.

»Die stehen da drauf. In Perlmutt geschrieben. Du musst sie nur lesen können.«

»Kann ich sie haben?«, fragte Esther.

»Natürlich«, antwortete Benjamin. »Ich habe sie doch für dich gesammelt.«

Esther nahm die Tüte mit den Muscheln und schüttete sie vorsichtig aus. Sie kniete sich hin und schrieb mit großen Buchstaben *Benjamin* in den Sand. Dann drückte sie die Muscheln in die Buchstaben.

»Jetzt bin ich selbst zur Muschel geworden«, meinte Benjamin lachend. »Muscheln sind Reste von Leben. Das Tierchen da drin ist tot, aber die Muschel bleibt, zerbrechlich, aber doch unverwüstlich. Gleich kommt das Meer und spült meinen Namen wieder weg, aber die Muscheln bleiben, manchmal für Millionen von Jahren.«

Eine Silbermöwe hing kreischend im Wind. Sie bewegte kaum die Flügel, verschob sich ab und zu ein bisschen nach links oder rechts, blieb aber doch die ganze Zeit ungefähr auf der gleichen Stelle.

»Ich wollte, ich könnte fliegen«, sagte Benjamin.

»Ich bringe es dir bei«, sagte Esther.

Sie nahm den schönen fuchsroten Drachen und gab ihn Benjamin. Sie selbst lief rückwärts gegen den Wind, während sie die Schnur in ihrer Hand abrollte.

»Fest halten!«, schrie Esther.

Mit beiden Händen hielt Benjamin den Drachen hoch. Der Wind straffte die Bespannung und die Ränder knatterten wie eine Fahne im Sturm.

»Jetzt!«, rief Esther.

Mit einem kräftigen Stoß gab Benjamin den Drachen frei. Wie eine Rakete schoss er hoch und wackelte elegant mit dem Schwanz. Esther zog die Schnur stramm.

Ruckweise ließ sie den Drachen langsam höher steigen. Eine neckische Laune des Windes ließ ihn plötzlich nach links abtrudeln und eine große Acht an den Himmel schreiben. Und eine rechts. Und dann wieder links. Esther lief mit der Schnur in der Hand rückwärts. Plötzlich blieb der Drachen am Himmel hängen, bewegte sich kaum noch, wie eine Silbermöwe im Wind.

»Benjamin, komm schnell her!«, rief Esther.

Benjamin rannte über den gerippten Sand zu seiner Schwester.

»Hier, nimm meinen Schal und knüpfe ihn um die Schnur.«

Benjamin nahm ihr lachend den Seidenschal vom Hals und band ihn mit einem Knoten um die Schnur. Als er losließ, ergriff der Wind den Schal und führte ihn langsam hinauf zum Drachen. Um besser sehen zu können kniff Benjamin die Augen zusammen.

»Jetzt du«, sagte Esther.

Benjamin knöpfte sich den Mantel auf und schlang dann Arme und Beine um die Schnur. Der Wind fuhr in den Mantel und schob ihn langsam die Schnur hinauf, immer weiter weg von Esther, immer höher, dem Schal hinterher. Benjamin lachte. Benjamin brüllte vor Lachen.

»Ich fliege!«, rief er. »Ich fliege!«

Er stieg immer höher und Esther wurde immer kleiner. Mit einer Hand hielt sie die Schnur und mit der anderen winkte sie ihrem Bruder, der nur noch ein entfernter Punkt war.

Benjamin sah das Meer größer werden. Er sah die

Pier und den Leuchtturm, die Schiffe und die Bojen und das Land hinter dem Meer. Die Sonne brannte ihm ins Gesicht und überall roch es nach Blumen.

Plötzlich hörte er die Silbermöwe rufen. Sie schwebte auf ihn zu und gemeinsam wurden sie vom Wind getragen.

»Guten Tag, Silbermöwe«, sagte Benjamin.

»Kiieeew, kiieeew«, antwortete die Silbermöwe.

Esther war fast unsichtbar klein geworden. Ein Pünktchen auf dem Strand. Nicht größer als eine Muschel. Dennoch war sie ganz nahe, denn er spürte, wie sie leicht an der Schnur ruckte.

Benjamin war nun so nahe beim Drachen, dass er den seidenen Schal sehen konnte. Gleich musste er da sein. Jetzt. Er ergriff den Querholm des Drachens und zog sich hoch. Jetzt war er selbst zum Drachen geworden. Von hier aus konnte er die ganze Welt sehen. Er brauchte sich nur nach links zu beugen und sogleich schoss der Drachen seitlich in großen Achten durch die Luft. Da war ihr Haus. Mama und Papa standen im Garten und winkten ihm zu. Die Schule. Alle Kinder auf dem Schulhof. Winken. Seine Lehrerin warf ihm eine Kusshand zu. Benjamin winkte. Und da war das Haus des Bestattungsunternehmers. Arnold und Opa hatten Benjamins Körper gerade gewaschen und zogen ihm für die morgige Beerdigung die besten Kleider an. Als Benjamin über sie hinwegflog, kamen sie herausgelaufen und winkten ihm zu.

»Bis morgen«, rief Benjamin, aber seine Worte wurden vom Wind verschluckt.

Hallo, da auf der Straße war Fientje. Sie hüpfte wie ein junges Mädchen, eins, drei, fünf, auf den Steinplatten des Bürgersteigs.

»Fientje! Fientje!«

Fientje schaute sich um, denn sie erkannte nicht sofort, woher das Rufen kam. Dann sah sie den Drachen. Wer baumelte denn daran? Benjamin?

»Benjamin, bist du das?«

»Ja, Fientje, ich fliege.«

»Fantastisch, Benjamin. Ich wollte, ich könnte dabei sein.«

»Komm doch, Fientje. Soll ich dich holen kommen?«

»Nein, das geht nicht. Ich habe keine Zeit. In einer halben Stunde werde ich beerdigt. Das will ich für kein Geld der Welt versäumen. Ich bin so neugierig, wer alles kommen wird.«

»Ich werde morgen beerdigt«, antwortete Benjamin.

»Ach ja? Gut.«

Fientje dachte kurz nach. Dann hielt sie sich die Hände trichterförmig um den Mund und rief: »Sehen wir uns morgen Abend auf dem Friedhof?«

»Hm ... Ja, in Ordnung. Also bis morgen.«

»Auf Wiedersehen!«

Und Fientje hopste weiter. Erste Platte. Dritte Platte. Fünfte Platte. Beide Füße zugleich. Erste Platte. Dritte Platte.

Der Drachen schwenkte in die andere Richtung und das Meer kam wieder in Sicht. Esther ruckte dreimal an der Schnur. Einen Moment warten. Wieder dreimal. Jetzt energischer.

»In Ordnung«, sagte Benjamin. »Ich komme.«

Er knöpfte den Mantel zu, hielt sich mit beiden Händen am Schal fest und rutschte in Schwindel erregendem Tempo hinunter.

»Kiieeew«, sagte die Silbermöwe, als er an ihr vorbeisauste.

Esther wuchs vom Punkt zur Wichtelfrau, zum Dreikäsehoch, zum kleinen Mädchen, zum großen Mädchen, zu seiner Schwester Esther. Bums! Schwungvoll flog Benjamin in ihre Arme. Sie taumelten durch den Sand und Esther küsste ihn und hielt ihn ganz fest und sagte, dass er nie mehr fortgehen, nie mehr sterben dürfe und auf immer bei ihr bleiben müsse, denn zusammen könnten sie fliegen und zusammen könnten sie alles.

9. Kapitel

Der Wecker klingelt. Nutzlos. Liege schon die halbe Nacht wach. Benjamin rufen. Nein. Natürlich nicht. Wird heute beerdigt. Das kann ich nicht glauben. Unmöglich. Letzte Woche noch das Legohaus gebaut. Ins Badezimmer. Warum waschen? Für wen? Früher rieben sich die Menschen am Beerdigungstag mit Asche ein. Gedenke, Mensch, dass du Staub und Asche bist. Aber doch nicht nach zehn Jahren. Nichts zu hören. Die Stille in seinem Zimmer. Auf sein Bett setzen. Leer. Kann ihn noch riechen. Kann jeden Moment hereinkommen. Matsch an den Schuhen. Lieber doch etwas essen. Darf nicht umfallen in der Kirche. Noch drei Stunden. *Requiem aeternam*. Gib ihm die ewige Ruhe. Lieber die Unruhe. Die machte ihn so schön. Alles sagen. Immer. Herz auf der Zunge. So intensiv gelebt. Wird genug gewesen sein. Leben war verbraucht. So reif, wie er war. Sollte nicht reifer werden. Eigene Sicht der Dinge. Wollte alles wissen. Spielte *Scrabble* mit seiner Schwester. Keine Gegnerin für ihn. Bücher lesen. Jeden Tag eins. Großer Benjamin, kleiner Benjamin. Seht, ein Sohn. Stolz auf seinen Namen. Ein Schulheft voll. Benjamin. Benjamin. Benjamin. Geboren mit einem Bruch. Sogar beinahe tot. Kriege ich nie groß, dachte ich. Kriege ich nie groß. Ist doch gelungen. So gesund. Nie krank gewesen. Erst letzte Woche. Müde. Lustlos. An seinem Geburtstag sich dreimal hingesetzt. Tat er sonst nie. So verschwitzt, wie er einem am Hals hängen konnte. Knuddeln. Wärme. Kleider nicht waschen. Riechen noch nach ihm. Auf diese Weise dann doch noch bei ihm. Ein bisschen. *De profundis*. Aus der Tiefe rufe ich, Herr, zu dir. Hörst du mich, Benjamin? Hörst du mich? Ich werde Kaffee kochen für Papa und Esther. Hörst du mich, Benjamin?

10. Kapitel

Im Trauerraum hinter dem Büro des Bestattungsunternehmers stand der Sarg ohne Deckel. Kerzen. Weiße Blumen. Ruhige Musik. Benjamin saß auf dem Fußende des Sarges und schaute auf die Onkel und Tanten, die

Vettern und Kusinen, die vorbeigingen, kurz stehen blieben und dann mit einem Stab, den Opa ihnen reichte, etwas Weihwasser sprenkelten. Alle hatten ihre besten Sachen angezogen. Dunkle Farben. Düster. Trübe. Das mochte Benjamin nicht. Wenn er malte, nahm er am liebsten leuchtende Farben, wie Goldgelb, Zinnoberrot, Himmelblau, Grasgrün. Zu seiner Freude sah er, dass Mama, Papa und Esther nicht so dunkel gekleidet waren. Papa drückte Mama fest an sich und beide hatten einen Arm um Esther gelegt. Sie kamen als Letzte um sich von ihm zu verabschieden.

Papa gab ihm einen Kuss auf die Stirn, streichelte seinen Arm, flüsterte etwas Unhörbares und holte dann aus der Brusttasche einige von Benjamins Zeichnungen, die er ihm in den Sarg legte.

Mama bedeckte sein ganzes Gesicht mit Küssen. Sie schüttelte langsam den Kopf und heiße Tränen tropften ihr vom Gesicht.

»Benjamin, ach, Benjamin, mein Junge.«

Aus ihrer Handtasche holte sie eines seiner Modellautos und legte es neben ihn in den Sarg.

»Hier, mein Junge, dein Lieblingsauto.«

»Danke, Mama«, flüsterte Benjamin.

Als Letzte kam Esther. Sie weinte nicht. Sie schloss die Augen und legte sanft den Kopf auf Benjamins Brust. Geliebter Bruder.

Benjamin sprang vom Sarg und schmiegte sich eng an seine Schwester.

»Ich bleibe bei dir, solange du mich brauchst«, flüsterte er.

Esther richtete sich langsam auf. Mit der linken Hand holte sie aus der Manteltasche den Seidenschal, mit dem Benjamin gestern vom Drachen heruntergeglitten war. Sie legte ihn sorgfältig um seinen Hals, schaute ihren Bruder noch ein letztes Mal an und drehte sich dann um.

Benjamin streckte den Daumen hoch und flüsterte ihr ins Ohr:

»Danke dir, Schwester. Und vergiss nie, dass wir zusammen fliegen können.«

Esther nickte schweigend und ging mit geschlossenen Augen wieder zu Papa und Mama, die sie an sich drückten.

Da sich nun alle von Benjamin verabschiedet hatten, nahmen Arnold und Opa den Deckel, der an der Wand stand, und legten ihn auf den Sarg. Arnold schraubte ihn zu. Vier Träger nahmen den Sarg auf die Schultern und trugen ihn hinaus, wo der Leichenwagen schon wartete. Sie schoben den Sarg hinein, während die Familie in die wartenden Autos stieg. Benjamin setzte sich auf die Motorhaube des Chevrolet und feierlich setzte sich die Kolonne in Bewegung zur Kirche.

Der Leichenwagen hielt dicht vor dem Beet mit den blühenden Narzissen. Vor dem Kirchentor bildeten die Kinder aus Benjamins Klasse ein Ehrenspalier und schauten mit großen Augen zu, wie die Träger den Sarg hineintrugen. Lag Benjamin darin?

11. Kapitel

Lieber Benjamin,

heute Morgen sind wir mit der Klasse auf deiner Beerdigung gewesen. Es war das erste Mal, dass ich einen Sarg gesehen habe. Als mein Großvater starb, durfte ich nicht mit. Aber als ich heute Morgen die blanke Holzkiste sah und die traurigen Gesichter der Männer, die sie trugen, konnte ich das erste Mal ein bisschen glauben, dass ich dich nie mehr wieder sehen werde.

Seit Montag ist es still in der Klasse, Benjamin. Die Lehrerin erzählte uns sofort, was mit dir geschehen ist. Wir haben auf der Weide neben der Schule Gänseblümchen gepflückt und sie in einer leeren Milchflasche auf deinen Platz gestellt.

Der Goldfisch im Aquarium neben der Tafel ist auch tot. Die Lehrerin hatte ihn am letzten Tag vor den Osterferien ganz vergessen. Er hat vierzehn Tage kein Futter bekommen. Das Wasser stank schon schlimm. Wir haben ihn im Blumenbeet auf dem Schulhof begraben.

Ich habe zu Hause noch das Buch von dir, das du mir letzte Woche geliehen hast. Bist du damit einverstanden, Benjamin, wenn ich es als Andenken an dich behalte? Du brauchst es nun doch nicht mehr, nehme ich an.

Weißt du was, Benjamin? Weil du nun so plötzlich gestorben bist, habe ich Angst, dass ich auch plötzlich sterben könnte.

Als ich Montagabend Mama von dir erzählte, hat sie mich ganz fest an sich gedrückt. Das tut sie nicht oft,

Benjamin. Ich glaube, sie hat auch ein bisschen Angst, dass ich plötzlich sterbe. Warum sterben Menschen, Benjamin? Ich wollte, ich würde es wissen. Wo bist du jetzt? Wohin muss ich diesen Brief schicken, Benjamin? Muss ich ihn verbrennen, wie ich es früher mit meinen Briefen an den Nikolaus gemacht habe? Oder soll ich ihn dir aufs Grab legen? Nein, dann liest ihn vielleicht jemand anders. Ich behalte ihn einfach, Benjamin, bis du ihn eines Tages holen kommst. Ich glaube nicht, dass du wirklich fort bist. Ich glaube, dass du irgendwo versteckt hinter Sträuchern sitzt. Und eines schönen Tages bist du wieder da.

Auf Wiedersehen, Benjamin. Ich werde noch ein bisschen in deinem Buch lesen. Bis bald.

Dein bester Freund
Fränzchen

12. Kapitel

Benjamin lag auf dem Rücken im Narzissenbeet vor der Kirche. Zehn Meter weit entfernt lehnten die Träger am Leichenwagen und rauchten eine Zigarette. Ab und zu wehten Fetzen der Orgelmusik durch die offene Kirchentür nach draußen. Manchmal auch tiefe Männerstimmen des Kirchenchors. Sie sangen langsame Lieder in einer unverständlichen Sprache, aber mit einer Melodie, die Benjamin an den Wind denken ließ, der an Frühlingsmorgen durch die kahlen Bäume weht. *Ve-e-ni-i-i-te be-e-e-nedi-i-i-i-icti Patri-is me-e-e-ei, percipite-e-e re-e-e-egnu-um,* alle-e-e-e-elu-u-uja.

So viele Leute in der Kirche, dachte Benjamin. Die waren alle seinetwegen gekommen. Seine ganze Verwandtschaft, mit allen Onkeln und Tanten, die Kinder aus der Schule, die Lehrer und die Lehrerinnen, der Rektor, die Nachbarn, Leute aus seiner Straße, Bekannte und Freunde von Papa, vielleicht Leute von seiner Arbeitsstelle, Freundinnen von Esther von der Kunstschule. Fein, dass alle da waren.

Zuerst war Benjamin mit hineingegangen. Die Träger hatten seinen Sarg vorn in die Kirche gestellt. Der Geruch von schmelzendem Wachs mischte sich mit dem von Weihrauch. Da war der Klang der Musik, das Hüsteln und Schlurfen, ab und zu ein Schluchzen. Benjamin fand das schön, aber auch seltsam. So oft hatte er davon geträumt, der Held zu sein, zu dem jeder aufschaut, der Mittelpunkt, um den sich alles dreht, die Achse der Welt, aber jetzt, da sein Sarg da vorn stand und alle nur an ihn dachten, war ihm ein wenig unbehaglich zumute. Ganz leise ging er wieder hinaus, wo die Sonne schien und Blumen blühten.

Im Gebüsch neben der Kirche pfiff ein Zaunkönig sein Lied mit schnellen Trillern. Benjamin sah, wie er von Zweig zu Zweig hüpfte, den kurzen Schwanz steil aufgerichtet. Er hatte sich schon immer darüber gewundert, wie ein so kleiner Vogel so volle Töne hervorbringen konnte. Benjamin versuchte ihn nachzuahmen, aber die Triller brachen sich an seinen Zähnen und heraus kamen so unbeholfene Töne, dass er laut darüber lachen musste.

Plötzlich kam Opa heraus und winkte den Trägern. Die warfen ihre Zigaretten auf die Erde, traten sie mit ihren schwarzen Lackschuhen aus und schlenderten in die Kirche. Gleich darauf kamen die ersten Leute heraus, während die Männer *In paradisum deducant te angeli* sangen. Benjamin sprang auf und suchte sich einen Platz zwischen den herausströmenden Leuten, die zu beiden Seiten der Kirchentür ein Spalier bildeten.

»Was singen sie?«, fragte ein Junge, der neben Benjamin stand, seinen Vater.

»Dass die Engel Benjamin ins Paradies führen«, antwortete der Vater leise.

Benjamin lachte. Er kannte den Jungen. Wohnte irgendwo in der Nachbarschaft. Er sah ihn manchmal beim Spielen.

Die Träger schritten langsam mit dem Sarg auf den Schultern durch die Kirchentür.

»Sind das die Engel?«, flüsterte der Junge.

»Nein, das sind die Träger.«

»Wo sind denn die Engel?«

»Die kannst du nicht sehen«, antwortete der Vater.

Enttäuscht ließ der Junge den Unterkiefer fallen. Wenn man die Engel nicht sehen konnte, schien ihm das Paradies nicht besonders erstrebenswert zu sein.

»Wo geht Benjamin denn hin?«, versuchte er es noch einmal.

»In den Himmel«, sagte sein Vater.

»Kann er die Engel sehen?«

»Ganz bestimmt.«

Sein Gesicht hellte sich sofort wieder auf. Benjamin lächelte und streichelte ihm über die Locken. Dann zwängte er sich durch die Menge zu Mama und Papa. Die wurden nun von Leuten umringt, die ihnen die Hand geben und einige Trostworte sagen wollten. Esther stand ein wenig teilnahmslos daneben.

»He, Schwester, nicht so gehen lassen«, sagte Benjamin.

Esther seufzte. Sie schaute sich um. Etwas entfernt standen die Mädchen von der Kunstschule und flüsterten, aber sie trauten sich wohl nicht, zum Händeschütteln herzukommen.

»Geh doch selbst hin«, sagte Benjamin.

Fast unmerklich zog Esther die Schultern hoch.

»Dann eben nicht«, sagte Benjamin.

Inzwischen hatten die Träger den Sarg wieder in den Leichenwagen geschoben und die meisten Leute stiegen in ihre Wagen, um dem Zug zum Friedhof zu folgen. Benjamin sprang hinten auf den Leichenwagen und hielt sich an der Leiste fest, an der große Kränze mit weißen Orchideen und Freesien hingen. Er atmete den Duft ein, während der Zug sich in Bewegung setzte.

Als sie auf dem Parkplatz des Friedhofs hielten, sprang Benjamin vom Leichenwagen und wartete, bis alle ausgestiegen waren. Da war wieder der Junge aus seiner Nachbarschaft mit seinem Vater. Als er die ersten Gräber sah, rief er laut: »Sieh nur, Papa, der Himmel.«

Die Leute lachten. Wohin kommt man, wenn man tot ist? Natürlich in den Himmel.

Über die schmalen Wege des Friedhofs gingen die Leute langsam und still hinter dem Sarg, der zum frisch ausgehobenen Grab getragen wurde. Dort stellten die Träger den Sarg auf ein paar dicke Bohlen, die über der Grube lagen. Benjamin trat nun zwischen Mama und Papa. Sie hielten sich bei den Händen und Benjamin legte seine Hand darauf.

Der Priester sprach einige Gebete, die Kinder aus seiner Klasse sangen ein eilig eingeübtes Lied und Arnold erzählte den Leuten von Benjamin. Wie sie miteinander gespielt, sich unterhalten und wie sie viel Freude aneinander gehabt hätten. Benjamin spürte, wie Mama Papa in die Hand kniff, als Arnold ein Gedicht vorlas, das er selbst geschrieben hatte:

ich war stets
so begeistert
von dir

doch nun
da du in die weite welt
gegangen bist

bin ich nirgends mehr
und du überall

Benjamin gefiel das Gedicht sehr gut. Mama, Papa und Esther sahen sich an und lächelten unter ihren Tränen.

Die Träger schoben nun zwei dicke Seile unter dem Sarg hindurch und hoben ihn zu viert vorsichtig an. Jemand nahm die Bohlen weg und die Träger ließen den Sarg behutsam in die Grube sinken. Benjamin trat einen

Schritt dichter heran um alles gut sehen zu können. Mit dumpfem Geräusch setzte der Sarg auf den Boden der Grube auf. Die Männer zogen die Seile heraus, rollten sie auf und legten sie zur Seite. Einer von ihnen stellte sich mit einer kleinen silbernen Schaufel vor das Grab, nahm ein wenig Erde vom Hügel und warf sie auf den Sarg. Dann gab er die Schaufel Papa, der einen Moment schluchzend vor dem Grab stehen blieb und dann auch eine Schaufel voll Erde auf den Sarg warf. Mama schüttelte langsam den Kopf und dabei hingen ihr Tränen an der Nase, am Kinn und an den Wangen. Sie wollte noch etwas sagen, aber es kam kein Wort über ihre Lippen. Benjamin ging zu ihr und stützte sie, als sie Erde auf die Schaufel nahm, aber sie zitterte so sehr, dass die meisten Erdbrocken auf ihre Schuhe und vor dem Grab zu Boden fielen statt in die Grube. Papa umfasste ihre Hüfte und half ihr. Dann war Esther an der Reihe. Auch sie weinte leise. Bevor sie eine Schaufel Erde ins Grab warf, holte sie den braunen Plüschbären hervor, der immer neben Benjamins Kopfkissen gelegen hatte. Sie gab ihm einen Kuss und warf ihn in die Grube.

»Für dich, Benjamin«, sagte sie leise.

»Ich danke dir, Schwester«, antwortete Benjamin und schaute seiner tapferen Schwester nach, die den Weg hinunterging ohne sich noch einmal umzuschauen.

Jetzt waren die anderen dran. Onkel und Tanten, Schulkinder, Nachbarn. Jeder warf ein bisschen Erde auf den Sarg und blieb einen Moment still vor dem Grab stehen und dachte an Benjamin. Der saß nachdenklich auf einem Erdhügel hinter der Grube und sah sich die

Leute der Reihe nach an. Er folgte ihnen mit den Augen, als sie den Weg hinuntergingen, bis sie hinter einer Reihe dunkler Zypressen verschwanden. Als der Letze gegangen war, setzte sich Benjamin auf den Hügel der frisch ausgehobenen Erde. Zum ersten Mal, seit er tot war, war er traurig.

13. Kapitel

Eine einsame Amsel in der Krone einer Zypresse sang ein träges Lied. Benjamin fand, dass es sich nicht so fröhlich anhörte wie sonst. Es klang so etwas wie Wehmut mit. Oder lag es an ihm? Mit der linken Hand zerbröselte er einen Klumpen Erde und ließ den Sand durch die Finger rieseln. Wie eine Sanduhr, dachte er und nahm eine neue Hand voll. Als auch die zerronnen war, wischte er sich die Hand am Hosenbein ab, zog die Knie an, legte den Kopf darauf und schlang die Arme um die Beine. Benjamin ließ den Blick über die anderen Gräber schweifen. Alte Steine, mit Moos bedeckt. Zwei trauernde Engel, aus Marmor gehauen. Ein einfaches Holzkreuz mit einem Namen und Datum darauf. Ruhig war es hier. Und friedlich auch. Dennoch fühlte sich Benjamin schrecklich allein. Er schloss die Augen und dachte über alles nach, was er in den letzten Tagen erlebt hatte.

»Ha, da bist du!«

Benjamin schrak auf und blinzelte verwirrt ins grelle Sonnenlicht.

»Ach, du bist es, Fientje!«

»Ich habe mich schon gefragt, wo du steckst. Eine ganze Stunde lang hab ich nach deinem Grab gesucht. Das ist hier nicht so einfach. Hier begraben sie kreuz und quer durcheinander. Ich liege Feld sieben, ganz auf der anderen Seite. Ach ja, entschuldige, dass ich nicht auf deiner Beerdigung war. Ich musste heute Morgen zum Notar. Das wollte ich mir nicht entgehen lassen. Du hättest das Gesicht meiner Schwiegertochter sehen müssen, als sie hörte, wie wenig ich hinterlassen habe. Sie hatte geglaubt, ein richtiges Erbe zu bekommen, als hätte ich jemals die Chance gehabt, ein Vermögen zusammenzukratzen. Das hatte sie gehofft. So einen Flunsch hat sie gezogen, als der Notar das Testament verlas. Aber egal, wie geht es dir? Willst du hier den ganzen Tag rumsitzen und Trübsal blasen?«

»Was soll ich denn sonst tun?«, fragte Benjamin.

»Wie, was du sonst tun sollst? Komm nur mit. Hinter dem Gartenhäuschen hocken wir alle zusammen.«

»Wer: alle?«

»Na, die Toten natürlich. Hier ist was los, verstehst du? Wir wollten gerade ein kleines Fest veranstalten, als ich dachte, nanu, ich habe Benjamin noch nicht gesehen. Also komm mit, jetzt gleich.«

»Ich weiß nicht, ob ich Lust auf ein Fest habe«, protestierte Benjamin. Aber Fientje zog ihn schon hoch, hakte sich bei ihm ein und hopste mit ihm über die Gräber zum Gartenhäuschen.

Das Holzhäuschen stand in einem abgelegenen Winkel des Friedhofs, wo schon seit Jahrzehnten niemand mehr begraben wurde. Das Gras war hoch und durchsetzt mit duftenden Blumen, die sich im Mittagswind wiegten. Hinter dem Häuschen, mitten auf einer kleinen Lichtung zwischen den Sträuchern, war ein großer Komposthaufen, auf den der Friedhofsgärtner die verwelkten Blumen warf, die er von den Gräbern sammelte. Es roch nach guter Erde und weil nur selten jemand hierher kam, jedenfalls bis auf den Gärtner, war der Boden weich wie ein Teppich.

Als Benjamin und Fientje sich dem Häuschen näherten, hörten sie die vollen Klänge einer Geige. Der Musikant spielte eine muntere Weise in hohen Tönen, wobei er mit dem Bogen auch die anderen Saiten berührte, sodass auch tiefe Begleitakkorde zu hören waren.

»Komm«, sagte Fientje. »Bücken!«

Sie führte ihn unter den tief hängenden Zweigen der Büsche hindurch. Bald darauf waren sie auf der Lichtung. Benjamin erschrak über die vielen Leute. Dicht gedrängt waren hier auf der kleinen Lichtung mindestens hundert Leute versammelt. Männer, Frauen, Kinder. Einige saßen auf der Erde oder auf alten, abgenutzten Gartenstühlen und unterhielten sich. In der Mitte spielte der Musikant sein Lied und um ihn herum tanzten Jung und Alt, als wäre es eine Hochzeit.

Benjamin sah sich das Schauspiel im Schutz des Gebüschs an. Er sah sofort, dass es alles Tote waren, auch wenn er nicht genau sagen konnte, woran er das erkannte. Sie trugen die Kleider, in denen sie beerdigt worden waren. Manche hatten ein einfaches Nachthemd an, andere einen Anzug. Die meisten Kinder trugen Jeans und

Pullover. Ein älterer Mann war mit einem Gehrock bekleidet. Seine Hose hatte eine messerscharfe Bügelfalte. In einer Hand trug er einen Handschuh, in der anderen einen Zylinder.

Vielleicht ist es ihre Haut, dachte Benjamin. Die war bei allen eher weiß als gesund getönt. Sie ähnelten ein wenig den Wachsfiguren, die er einmal im Kabinett der Madame Tussaud gesehen hatte. Als er genauer hinsah, erkannte er plötzlich, woran es lag. Sie waren alle mehr oder weniger durchsichtig. Ihre Körper schienen das Tageslicht durchzulassen. Bei manchen fiel das nicht so auf, aber es waren auch einige darunter, durch die man fast ungehindert hindurchsehen konnte. Benjamin schaute Fientje fragend an und bemerkte erst jetzt, dass auch sie ein wenig durchsichtig war.

»Fientje, ich kann ja beinahe durch dich hindurchsehen«, sagte er überrascht.

Fientje lächelte.

»Ja, Benjamin, ich verblasse schnell. Das liegt daran, dass nur noch wenige Menschen an mich denken. So ist das eben, wenn man so alt ist wie ich. Fast alle meine Freunde sind schon tot. Ich habe auch keine Familie mehr, bis auf meinen Sohn Rudi. Der denkt wohl noch an mich. Seine Frau vielleicht auch noch manchmal, aber das wird nicht mehr lange so sein, da sie nun doch weiß, dass sie von mir wenig oder nichts erben wird. Sobald die Lebenden ihre Toten nicht mehr brauchen, verblassen sie, bis sie ganz durchsichtig sind und sich schließlich auflösen. So kann man also all diesen Toten ansehen, wie viel sie noch denen bedeuten, die sie zurückgelassen haben. Sieh dir doch zum Beispiel mal die junge Frau dort an. Die hat mir heute Morgen ihre Lebensgeschichte erzählt. Sie ist achtundzwanzig und starb vor drei Monaten an Krebs. Sie hinterließ einen Mann und zwei kleine Kinder. Die vermissen sie sehr und auch ihr Mann hat ihren Tod noch lange nicht verwunden. Darum sieht sie noch so ... äh ... voll aus.«

Benjamin nickte. So war das also.

»Und der Mann da? Von dem ist ja fast gar nichts mehr zu sehen.«

Fientje nickte.

»Stimmt. Der ist schon fast ganz verschwunden. Er hat keinen, der an ihn denkt. Wenn er noch Angehörige hat, wissen sie wahrscheinlich nicht einmal, dass er tot ist. Ein Schiffer hat seine Leiche in einem Kanal gefunden. Man hat nie herausbekommen, wer er eigentlich ist. Er erzählt jedem, dass er schon vor Jahren jeden Halt verloren hat und seitdem auf der Straße lebte. Hatte er mal Geld, hat er es vertrunken, aber sonst hat er sich nichts zuschulden kommen lassen. Betrunken muss er dann eines bösen Tages in den Kanal gefallen sein, aber daran kann er sich nicht mehr erinnern.«

Benjamin holte tief Luft und schüttelte den Kopf.

»Komm«, sagte Fientje plötzlich. »Nicht zu viel darüber nachdenken. Es wird höchste Zeit, dass du die Toten selbst kennen lernst.«

Sie gab Benjamin einen Schubs in den Rücken, sodass er schneller, als er gewollt hatte, in den Kreis stolperte. Der Geiger sah ihn und hörte sofort zu spielen auf.

»Seht nur«, sagte er so laut, dass alle es hören konnten, »unser Neuer ist auch da. Sei willkommen, Junge. Wie heißt du?«

Benjamin schaute sich ein wenig verwirrt um, biss sich auf die Unterlippe und sagte dann: »Benjamin, mein Herr.«

»Hallo, Benjamin. Und ... hast du ... eine schöne Beerdigung gehabt?« Die anderen Toten lachten ungeniert über diesen gelungenen Scherz.

»Einigermaßen«, antwortete Benjamin. »Für mich ist alles noch so neu.«

»Daran gewöhnt man sich, mein Junge. Ich hoffe nur, du tanzt gern.«

Benjamin zog die Schultern hoch und schaute sich verlegen im Kreis um.

»Na los«, sagte der Musikant. Er klemmte sich die Geige wieder unters Kinn, leckte kurz am Geigenbogen und begann eine fröhliche Tanzmelodie.

Ein junges Mädchen kam auf Benjamin zu. Sie nahm ihn bei der Schulter und zog ihn in den Kreis.

»Hallo, ich bin Angela. Vor einer Woche während eines Wochenendes am Meer ertrunken. Und du?«

»Herzstillstand«, sagte Benjamin.

»Oh!«, sagte Angela.

Benjamin versuchte alles so zu machen, wie sie es tat, aber sie tobte so ausgelassen herum, dass er beinahe das Gleichgewicht verlor. Trotzdem fand er es sehr angenehm. Aber nicht, weil er so gerne tanzte, sondern weil er nun wusste, dass er hier nie allein zu sein brauchte. Hier waren offenbar immer genug Leute. Schließlich sterben jeden Tag Menschen.

Andere Paare hatten inzwischen auch angefangen zu tanzen. Benjamin sah, wie der alte Mann im Gehrock Fientje aufgefordert hatte und die beiden nun tanzend über den weichen Boden schwebten, als wären sie in einem königlichen Ballsaal. Als der Musikant sein Lied endlich zu Ende gebracht hatte, war Benjamin von den vielen Drehungen schon ganz schwindelig. Er bedankte sich stammelnd bei Angela und ging dann auf wackligen Beinen zu einer alten Gartenbank. Dort ließ er sich neben einen Jungen in seinem Alter fallen.

»Du hast bestimmt mit Angela getanzt«, sagte der Junge.

»Ja«, antwortete Benjamin lachend. »Die hat ganz schön was drauf.«

»Sie kann nicht genug bekommen. Mehr als einen Tanz mit ihr riskiere ich nicht.«

Benjamin nickte; das konnte er gut verstehen.

»Du bist doch bestimmt auch gerade erst gestorben?«, fragte er.

»Wie kommst du darauf ... äh ... Benjamin, so heißt du doch, oder? Ich heiße Kurt. Sehe ich so aus, als wäre ich erst vor kurzem gestorben?«

»Du bist jedenfalls überhaupt noch nicht durchsichtig. Genau wie ich«, sagte Benjamin.

»Das weiß ich«, sagte Kurt. »Aber ich bin schon sechs Jahre tot. Verkehrsunfall. Ich war mit dem Fahrrad zur Schule unterwegs. Kommt da ein Lastwagen an. Der nimmt die Kurve nicht eng genug und reißt mich mit. Ich stürze und komme unter seine Räder. So platt wie eine Flunder.«

Benjamin lachte.

»Dafür siehst du aber doch recht gut erhalten aus.«

»Da hättest du mal meinen Körper sehen müssen. Mein Vater ist immer noch nicht darüber hinweg. Ich habe Mitleid mit ihm. Seit ich tot bin, ist er nicht mehr zur Arbeit gegangen. Hat immer nur in seinem Garten herumgewühlt, von morgens bis abends. Alles andere ist sinnlos, sagt er. Ich war sein Augapfel, weißt du. Er vernachlässigt seine Gesundheit und meine Mutter kriegt ihn auch mit Bitten und Drängen nicht zum Arzt. Kann mir der Arzt Kurt wiedergeben, sagt er dann. Nein? Dann braucht er auch nicht an mir herumzudoktern. Also kein Wunder, dass ich nicht durchsichtig werde.«

Benjamin dachte nach.

»Dann läufst du hier schon sechs Jahre rum?«, fragte er schließlich. »Ist das nicht sehr lange?«

»Das stimmt«, sagte Kurt. »Ich habe hier schon viele Tote kommen und gehen sehen. Manche sind nach ein paar Tagen oder Wochen schon weg. Die meisten brauchen ein halbes oder ein ganzes Jahr um durchsichtig zu werden. Ausnahmsweise auch mal einer zwei oder drei Jahre, aber ich weiß von keinem, der wie ich schon sechs Jahre hier rumläuft. Und bei mir zeigt sich immer noch kein Anzeichen von Durchsichtigkeit.«

Benjamin starrte schweigend vor sich hin. Wie lange würde es dauern, bis er durchsichtig wurde?

Der Geiger stimmte die ersten Takte eines neuen Liedes an und sofort fingen alle Verstorbenen an zu jubeln.

»Was ist denn jetzt los?«, fragte Benjamin.

»Ach, er spielt ›Die letzte Stunde‹, eine sehr beliebte

Polonäse hier im Reich Danach. Komm, da müssen alle mitmachen.«

Die Toten stellten sich in einer Reihe auf und ein jeder legte beide Hände auf die Schulter des vor ihm Stehenden. So bildeten sie eine lange Schlange, die sich langsam im Takt der Musik in Bewegung setzte. Die Spitze bildete –na, wer schon? – Angela. Die Bewegungen wurden von allen nachgemacht, sodass sie sich in der Schlange fortsetzten wie die Wellen des Meeres.

Der Geiger sang die erste Strophe einer Ballade. Sie erzählte von einem Mädchen, das so große Angst vor dem Sterben hatte, dass es sich vor dem Tod in einem tiefen See versteckte, wo es ertrank. Als die Strophe zu Ende war, sangen alle Toten mit lauter Stimme den Refrain mit:

Bleibt deine Lebensuhr dir stehn,
wirst du ins Reich Danach eingehn
um langsam zu verblassen, zu verwehn,
komm, komm nur, komm, hier ist es wunderschön!

Die zweite Strophe erzählte von einem Jungen, der tagelang gegen den Tod kämpfte, doch der war unbesiegbar und gewann schließlich doch. Und wieder fielen alle in den Refrain ein:

Bleibt deine Lebensuhr dir stehn,
wirst du ins Reich Danach eingehn
um langsam zu verblassen, zu verwehn,
komm, komm nur, komm, hier ist es wunderschön!

Dann folgte ein Intermezzo mit der Geige, bei dem der Musikant die Saiten jammern und knarren, quietschen und wimmern ließ, dass einem die Ohren wehtaten. Doch das spornte die Tanzenden noch mehr an und schließlich fielen alle wieder laut grölend in den Refrain ein:

Bleibt deine Lebensuhr dir stehn,
wirst du ins Reich Danach eingehn
um langsam zu verblassen, zu verwehn,
komm, komm nur, komm, hier ist es wunderschön!

Sie wiederholten den Refrain noch einmal und wackelten und zuckten dabei so stark mit ihren toten Körpern, dass die Polonäse auseinander riss. Nun umfassten sich jeweils zwei und zwei und begannen einen wilden Rundtanz, bis sie erschöpft zu Boden sanken. Nach einem langen Schlussakkord streckte der Geiger alle Viere von sich. In der einen Hand die Geige, in der anderen den Bogen ließ er sich auf den Rücken fallen. Schließlich saßen oder lagen alle keuchend auf dem Boden oder an einen Baum gelehnt und versuchten sich von der Anstrengung zu erholen.

Wie lange Benjamin da lag, wusste er nicht, aber es war bestimmt eine ganze Weile gewesen. Das weiche Moos unter seinem Rücken empfand er als sehr angenehm. Er wunderte sich ein wenig, dass der Boden immer noch so weich war, obwohl doch Hunderte darauf herumgetrampelt hatten. Als er sich endlich aufrichtete, lagen die meisten noch mit geschlossenen Augen lang ausgestreckt auf dem Boden. Einige schliefen sogar. Benjamin schaute sich um, ob er Fientje oder Kurt entdecken konnte. Da er sie nicht sehen konnte, stand er langsam auf, stieg über die Toten und ging zum Rand der Lichtung. Da fand er Angela, die aufrecht an einem Baum saß und aus halb verwelkten Blumen einen Strauß zusammensteckte.

»Hallo, Benjamin, das war ein toller Tanz, nicht?«

»Ja«, sagte Benjamin. »Geht das hier jeden Tag so?«

»Jeden Tag ist zu viel gesagt«, antwortete Angela mit neckischem Augenaufschlag, »aber doch fast. Wenn auch nur zwei Lust auf eine Party haben, wird Musik hergeholt, ein Song gespielt, und wir sind wieder einen Nachmittag weiter.«

»Oh«, meinte Benjamin, »dann ist es für heute also vorbei.«

»Natürlich«, sagte Angela. »Gleich gehen alle zurück zu ihren Gräbern um sich auszuruhen. Und heute Abend müssen die meisten natürlich arbeiten.«

»Heute Abend? Arbeiten?«

Benjamin sah sie erstaunt an.

Angela musterte ihn spöttisch und fing an zu lachen. »Ja, du bist neu hier, nicht? Die meisten von uns besuchen abends Angehörige oder Freunde. Dann brauchen sie uns ganz besonders. Wenn es Nacht wird, kriecht die Wehmut in ihr Herz wie die Kälte ins Haus. Dann sollte man lieber in ihrer Nähe sein. Manchmal auch tagsüber, vor allem an Wochenenden. Während der Woche sind die meisten voll und ganz mit alltäglichen Dingen beschäftigt. Später, wenn du mehr und mehr verblasst, brauchst du nicht mehr so oft zu ihnen. Je durchsichtiger du wirst, desto weniger wirst du von ihnen gebraucht.«

»Ist das so?«, fragte Benjamin. »Dann sollte ich heute Abend lieber zu ihnen gehen.«

»Das würde ich ganz bestimmt tun, wenn ich du wäre«, sagte Angela, während sie eine braun gewordene Rose in den Strauß steckte.

»Danke«, sagte Benjamin noch, dann bückte er sich und verschwand durch das Gebüsch. Er folgte dem schmalen Kiesweg und suchte sein frisches Grab.

14. Kapitel

Es war ungewöhnlich still im Haus. Benjamin drückte die Nase an die Glasscheibe der Tür zum Garten und schaute hinein. Es fiel ihm auf, dass die Scheibe nicht beschlug. Mama saß am Tisch und hatte den Kopf in die Hände gestützt. Papa und Esther saßen auf der Couch und starrten trübsinnig ins Leere. Niemand sagte ein Wort.

Vorsichtig öffnete Benjamin die Tür und zwängte sich hindurch.

»Hallo«, sagte er.

Mama richtete sich auf und schaute nach draußen. Langsam schüttelte sie den Kopf und sagte leise: »Manchmal bilde ich mir ein ihn hereinkommen zu hören.«

Papa schaute auf ohne etwas zu sagen.

Benjamin setzte sich still in seine Spielecke. Er strich mit der Hand über das Haus aus Legosteinen, das er noch am letzten Tag gebaut hatte, bevor sie ihn ins Krankenhaus brachten. Einen Moment dachte er daran, einen gelben Schornstein aufs Haus zu setzen, aber dann ließ er es doch lieber.

Esther stand auf und kniete sich vor den Spieltisch. Sie fuhr mit den Fingern über die Noppen der Legosteine, als wolle sie fühlen, wo Benjamins Finger die Steine berührt hatten. Benjamin legte ihr die Hand auf die Schulter.

»Du kannst sie haben, Esther. Sie gehören dir.«

Esther nahm das Haus vorsichtig vom Tisch, stand auf und drehte sich zu Mama um.

»Kann ich es mit auf mein Zimmer nehmen, Mama? Ich möchte, dass es so bleibt, wie Benjamin es gebaut hat. Ich möchte es gern in meiner Nähe haben.«

Mama nickte. Esther ging mit ihrem Andenken an Benjamin nach oben. Papa stand auf und setzte sich an den Tisch. Er schob einen ganzen Berg von Beileidsbriefen und -karten zu sich heran und begann sie der Reihe nach zu lesen. Mama legte ihm den Kopf auf die Schulter und las mit. Ab und zu machten sie einander auf den Namen eines entfernten Verwandten oder vergessenen Bekannten aufmerksam, der doch zur Beerdigung gekommen war. Manche Namen sagten ihnen überhaupt nichts. Vielleicht waren es die Eltern der Kinder aus Benjamins Klasse oder Nachbarn, die sie jeden Tag sahen, aber nicht mit Namen kannten.

»Es waren viele Leute da«, sagte Mama. »Das hat mir gut getan.«

»Sehr viele Leute«, sagte Papa. »Die Kirche war voll.«

»Und alle wegen mir«, antwortete Benjamin, der sich ihnen gegenüber an den Tisch gesetzt hatte. »Ich wusste nicht einmal, dass mich so viele Leute kennen.«

Es klingelte. Papa öffnete und ließ Arnold herein.

»Hallo, das ist aber prima!«, rief Benjamin.

»Ich wollte nur eben sehen, wie es euch geht«, sagte Arnold. »Es war ein schwerer Tag, nicht wahr?«

»Ich verstehe es immer noch nicht«, sagte Mama. »Wie ist das nur möglich? Für immer von uns gegangen.«

»Mama, ich bin doch hier«, flüsterte Benjamin.

»Für immer ...«

Mama weinte. Arnold nahm sie in die Arme und gab ihr einen Kuss auf die Augen, die ganz heiß vom Weinen waren.

»Benjamin ist doch hier bei uns, Schwester«, sagte er. »Weine nur. Es wird dir gut tun.«

Mama drückte ihren Bruder und strich Papa über die Haare. Benjamin lächelte. Er war froh, dass einer dem anderen so gut beistand, aber zugleich war ihm ein wenig unbehaglich zumute. Die ganze Aufregung, weil er tot war? Still verließ er das Zimmer und schlich hinauf zu seiner Schwester.

Esther lag angekleidet auf dem Bett und starrte zur Decke. Als Benjamin hereinkam, stand sie auf und schaute durchs Fenster in den Garten. Es war schon fast dunkel, aber sie konnte die Bäume und das Blumenbeet noch gut erkennen. Hinten im Garten war der Sandkasten, in dem Benjamin so gerne mit seinen Autos spielte. Sie sah den großen Lastwagen aus Plastik, der noch genauso dort stand, wie Benjamin ihn hatte stehen lassen. Er war halb voll mit Sand und die Schaufel lag noch daneben.

»Benjamin, hörst du mich?«, fragte Esther flüsternd.

»Ja, Esther, ich bin hier«, antwortete Benjamin schnell.

»Warum bist du fortgegangen, warum?«

Benjamin zog die Schultern hoch. Er wollte ihr sagen, dass es gut so war. Gern hätte er ihr von der Party vom Nachmittag erzählt, aber etwas hielt ihn zurück. Vielleicht war das ein Geheimnis der Toten. Vielleicht durfte er gar nicht darüber reden.

Esther wartete nicht auf Antwort. Sie ging über den Flur in Benjamins Zimmer und setzte sich auf sein Bett, das ordentlich gemacht war. Ihre Hände glitten über die weiche Wolldecke, das steife, weiße Laken, das federweiche Kissen. Benjamin legte sich lang ausgestreckt neben sie und sie fuhr ihm durch die Haare, wie sie das so oft getan hatte, wenn sie über ein Buch sprachen, das sie gelesen, oder einen Film, den sie gesehen hatten.

Esther stand auf und ging im Zimmer umher. Sie tippte den fuchsroten Drachen an, den Mama nun hier aufgehängt hatte. Sie betrachtete die Auto-Poster an der Wand, fuhr mit dem Zeigefinger über die Buchrücken, hielt bei den Klassikern, die sie beide so gerne lasen, inne, und setzte sich dann an Benjamins Schreibtisch. Sie nahm seinen Füllfederhalter in die Hand, schraubte ihn auf und schrieb seinen Namen in das aufgeschlagene

Notizheft: Benjamin. B-E-N-J-A-M-I-N. *Benjamin.* **Ben...**

»Wenn du willst, kannst du ihn haben«, sagte Benjamin.

Esther lächelte. **...jamin**, schrieb sie, schraubte den Füller wieder zu und drückte ihn an die Brust.

»Danke, Benjamin.«

»Ich brauche ihn ja doch nicht mehr«, antwortete er.

»Ich werde von heute an damit schreiben. So bist du immer ganz dicht bei mir.«

Esther verließ das Zimmer und lief die Treppe hinunter.

»Mama, ich möchte ... Hallo, guten Abend, Onkel Arnold ... Mama, ich möchte von heute an mit Benjamins Füller schreiben. Dann habe ich immer etwas bei mir, das mich an ihn erinnert. Erlaubst du es?«

Selbstverständlich erlaubte sie es. Esther steckte sich den Füller an die Knopfleiste ihrer Bluse und setzte sich zu den anderen an den Tisch. Für einen kurzen Moment schauten sich alle schweigend an. Bis Esther plötzlich sagte: »Ich habe Hunger!«

»Natürlich«, sagte Mama, »wir haben seit heute Vormittag nichts mehr gegessen. Das habe ich ganz vergessen. Ich koche gleich Kaffee. Deckst du den Tisch, Esther?«

Als Mama in der Küche verschwand, holte Esther Tassen und Teller aus dem Schrank.

»Isst du mit uns, Onkel Arnold?«

»Nein, ich habe schon gegessen. Aber ich trinke gerne eine Tasse Kaffee.«

»Klar.«

Esther nahm fünf Tassen aus dem Schrank. Erst als sie auf dem Tisch standen, wurde ihr klar, dass sie eine zu viel genommen hatte. Papa, der ihre Verwirrung bemerkte, sagte leise: »Lass nur, Esther. Decke auch für Benjamin mit. So sind wir es doch gewohnt, nicht wahr?«

Esther nickte und deckte den Tisch für fünf. Benjamin war froh darüber und setzte sich. Mama schenkte sogar Kaffee für ihn ein und gab Milch und zwei Stückchen Zucker hinzu, wie er es am liebsten hatte. Leider konnte Benjamin, da er nun tot war, den Kaffee nicht trinken, aber er atmete das herrliche Aroma ein und genoss es sehr.

Nach dem Essen ging Arnold nach Hause. Esther war müde und wünschte Mama und Papa eine gute Nacht. Als auch Papa Anstalten machte ins Bett zu gehen, sagte Mama: »Geh ruhig schon nach oben, ich habe noch etwas zu schreiben.«

Gleich darauf saß Mama mit ihrem Tagebuch am Tisch. Benjamin saß ihr gegenüber. Sie schaute ihm genau in die Augen. Ab und zu senkte sie den Kopf und schrieb ein paar Zeilen. Noch bevor die Tinte trocken war, schaute sie wieder zu ihrem Sohn auf, den sie so sehr liebte.

»Weißt du, Benjamin«, sagte sie, »als du vor zehn Jahren geboren wurdest, warst du so zart. Den kriege ich nie groß, dachte ich. Der wird sehr bald sterben. Aber du bist nicht gestorben. Du bist gewachsen und stärker geworden und ich knuddelte dich und lehrte dich alles, was du nur wissen wolltest. Später stelltest du immerzu Fragen. Du wolltest alles wissen. Oft wussten Papa und ich nicht, was wir antworten sollten. Du hattest über alles deine eigene Meinung und die hast du auch offen gesagt.«

Benjamin nickte schweigend. Mama schrieb ein paar Zeilen. Als sie damit fertig war, kaute sie an ihrem Füller.

»Weißt du, was mir an dir so sehr gefallen hat, Benjamin? Dass du so intensiv lebtest. Was du getan hast, hast du wirklich mit Leib und Seele getan. Ich verstehe nicht, warum du uns so früh verlassen hast, Benjamin. Vielleicht hast du so intensiv gelebt, dass deine Lebenskraft einfach verbraucht war. Vielleicht hast du dir gesagt, du hättest genug gelebt. Du hättest alles gehabt. Mehr brauchtest du nicht.«

Sie schrieb wieder eine Weile.

»Ich weiß nicht, wo du jetzt bist, Benjamin. Aber ich glaube ganz sicher, dass du mich hören und sehen kannst. Bleib bei uns, Benjamin. Vergiss uns nicht. Wir brauchen dich, mein Sohn.«

»Ich komme, sooft du es willst«, sagte Benjamin leise.

Mama nickte langsam und lächelte. Dann klappte sie ihr Tagebuch zu, legte es in die Schublade und sagte: »Schlaf gut, Benjamin.«

»Schlaf gut, Mama. Krieg ich noch einen Kuss?«

Mama schmatzte mit den Lippen, schickte ihrem Sohn einen lieben Kuss und ging hinauf ins Schlafzimmer.

Benjamin schaute sich noch einmal im dunklen Zimmer um und ging dann durch die Gartentür aus dem

Haus. Die frische Frühjahrsluft tat ihm gut. Pfeifend ging er zum Friedhof, suchte sein Grab und legte sich auf den Erdhügel. Eine ganze Weile schaute er zu den Sternen auf.

Als er seinen eigenen Stern gefunden hatte, blinzelte er mit den Augen und schlief ein. Irgendwo auf dem Friedhof schrie eine Eule.

15. Kapitel

Gewonnen! Kurt lehnte sich schwer atmend an eine alte, mit Moos bewachsene Grabplatte. Benjamin sprang auf das letzte Grab der Reihe und ließ sich außer Atem in eine Rosenrabatte fallen. Die beiden Jungen lachten laut.

»Himmel«, sagte Kurt, »war das ein Rennen!«

»Pffft«, schnaufte Benjamin. »Auf halber Strecke lag ich vorn, aber auf dem Marmorgrab bin ich ausgerutscht und da hast du mich natürlich überholt.«

»Du musst eben *über* die Gräber springen statt obendrauf«, belehrte ihn Kurt.

»Du hast gut reden«, blaffte Benjamin ihn an. »Du hast längere Beine. Du bist zwei Jahre älter als ich. Hast du übrigens gesehen, wie ich getaumelt bin, als ich ausrutschte? Ich bin mit der Nase auf eine Steinvase gefallen, die auf dem nächsten Grab stand.«

»Da kannst du von Glück reden, dass du tot bist. Sonst würdest du jetzt noch da liegen. Komm, wir gehen hier lang.«

Kurt legte Benjamin den Arm um die Schulter und gemeinsam gingen sie an den alten Gräbern vorbei.

»Sieh nur, das hier«, sagte Benjamin, »1796. Das ist ein sehr altes Grab.«

»Ach, weißt du, hier sind noch ältere«, antwortete Kurt. »Das älteste, das ich gefunden habe, ist von 1522. Das ist da, dicht bei der Kirche. Da steht ein lateinischer Text drauf, aber von dem verstehe ich nicht die Bohne.«

»Ruckedegu! Kiekebu!«

Benjamin und Kurt blieben wie erstarrt stehen.

»Was war das?«

»Weiß ich nicht. Wahrscheinlich ein Vogel.«

»Das war kein Vogel, bestimmt nicht. Das war ein Mensch.«

»Es kam doch von oben, glaube ich.«

»Ruckedegu! Kiekebu!«

»Na, siehst du, hier in der Zypresse über uns«, sagte Kurt.

»Warm! Warm! Ruckedegu! Kiekebu! Hahaha!«

Hoch im Baum erschien zwischen den Zweigen der Kopf einer Frau. Benjamin erkannte sie sofort.

»Fientje! Du! Uns so zu erschrecken!«

Mit sicheren Tritten kam Fientje von Ast zu Ast herunter und sprang ihnen genau vor die Füße.

»Na, ihr! Wie geht es denn der Jugend? Gute Hindernisläufer seid ihr. Auch wenn so ein Rennen über die Gräber ein bisschen pietätlos ist, meint ihr nicht? Aber ich habe herzlich lachen müssen, als du ausgerutscht bist, Benjamin. Ich hab es von oben im Baum gesehen. Das war so komisch, dass ich mich an den

Zweigen fest halten musste, um vor Lachen nicht runterzufallen.«

Benjamin zog die Augenbrauen hoch und starrte geradeaus. Konnte er wissen, dass sie Zuschauer hatten?

Zu dritt gingen sie auf die Kirche zu. Plötzlich blieb Fientje stehen. Überrascht bremsten Benjamin und Kurt ihren Schritt.

»Was ist denn, Fientje?«

Es fiel Benjamin auf, wie durchsichtig sie schon war. Wenn sie in der Sonne stand, konnte man fast durch sie hindurchsehen.

»Jungs«, seufzte Fientje, »ich bin eigentlich gekommen um Abschied zu nehmen. Ich bin in meinen letzten Todestagen, müsst ihr wissen. Die Lebenden brauchen mich nicht mehr. Sie haben mich begraben, sie haben meinen kümmerlichen Besitz verteilt und sie haben gestern einen nicht zu teuren Stein auf mein Grab stellen lassen. Heute denken sie schon nicht mehr an mich und morgen haben sie mich schon ganz vergessen. Für mich ist es aus und vorbei.«

»Aber das geht doch nicht so einfach«, protestierte Benjamin. »Wer sagt denn, dass sie nicht mehr an dich denken werden? Vielleicht an Allerseelen, kann doch sein. Oder zufällig, wenn sie mit ihren Kindern ein altes Fotoalbum aufschlagen.«

Fientje lächelte.

»Natürlich«, sagte sie. »Sie wissen schon noch, dass es mich gegeben hat. Und sie werden sich auch noch hin und wieder über mich unterhalten, über den Unfug, den ich angestellt habe, oder darüber, wie wenig ich hinterlassen habe. Aber das ist nicht mehr als eine vage Erinnerung, ein vergilbtes Foto. Sie haben meinen Tod verarbeitet. Sie haben sich damit abgefunden, dass ich tot bin. Also brauchen sie mich nicht länger und ich kann in Frieden verblassen.«

»Das geht doch nicht so schnell«, protestierte jetzt auch Kurt. »Du bist doch kaum ein paar Tage tot. Da sollen sie deinen Tod schon verarbeitet haben? Ich bin schon sechs Jahre tot und meine Familie ist immer noch nicht darüber hinweg.«

»Das weiß ich«, antwortete Fientje. »Aber das ist ja gerade der Unterschied zwischen dem Tod eines jungen Burschen wie dir und eines alten Drachens wie mir. Wenn jemand alt stirbt, wundert sich niemand darüber. So gehört sich das. Wenn das Leben vorbei ist, muss man sterben. Und verlass dich drauf: Es ist vorbei, wenn man über achtzig ist. Das kümmert kaum einen. So etwas verarbeiten sie viel eher, das geht ganz von allein. Mit meinen alten Knochen haben sie die Vergangenheit begraben. Aber wenn ein Kind stirbt, dann begräbt man die Zukunft. Das ist eine andere Sache. Darüber kommt man nicht so schnell hinweg.«

Benjamin nickte. Er verstand das sehr gut, aber er fand es doch schade für Fientje, dass ihre Zeit im Reich Danach so bald vorbei war.

»Soll ich euch mal was sagen?«, fragte Fientje und setzte sich seufzend auf den Rand eines Grabes. Es fiel Benjamin auf, dass er durch ihren Körper hindurch schon fast die Kupferlettern auf dem Grabstein lesen konnte. Er nickte.

»Ich habe ja schon erzählt, dass ich auch ein Kind verloren habe, als ich jung war. Mein Karlchen war noch ein Baby, als er an Schüttelkrämpfen starb. Er hatte hohes Fieber, das einfach nicht runterging. Mein seliger Mann war zum Arzt gelaufen, so schnell er konnte. Aber der wohnte am anderen Ende des Dorfes und als er endlich kam, war es zu spät. Karlchen war tot. Ich war ratlos. Wochenlang habe ich geheult. Und zugleich bekam ich schreckliche Angst um Rudi, der drei Jahre älter war als Karlchen. Ich hatte Angst ihn auch zu verlieren. Ich verwöhnte ihn und konnte es nicht ertragen, dass er sich auch nur ein paar Schritte von mir entfernte. Das war dumm von mir, ich weiß. Ich habe ein verwöhntes Muttersöhnchen aus ihm gemacht. Und dadurch habe ich ihn schließlich doch noch verloren. Er lebt noch, aber er schert sich überhaupt nicht um mich. Wäre Karlchen nicht gestorben, wäre es vielleicht ganz anders gekommen. Weißt du, dass ich immer noch jeden Tag an ihn denke?«

Fientje schwieg und starrte eine Weile vor sich hin. Benjamin sah sie an und bemerkte, wie fahl sie schon geworden war.

»Aber Fientje«, sagte er zögernd, »wir können doch an dich denken? Dann brauchst du doch nicht zu verschwinden?«

Fientje lächelte.

»Das ist sehr lieb von euch. Aber leider wirkt das nicht. Nur Lebende können dafür sorgen, dass ich nicht vergehe. Tote helfen mir da gar nichts.«

Sie schaute Benjamin und Kurt an, schüttelte den

Kopf und sagte: »Was blasen wir heute doch wieder Trübsal. Und das in meinen letzten Stunden im Reich Danach. Was haltet ihr von einer Party?«

Ohne eine Antwort abzuwarten, nahm sie Benjamin und Kurt bei den Händen und zog sie mit zur Lichtung hinüber.

16. Kapitel

Noch wochenlang wurde im Reich Danach über die Party gesprochen, auf der Fientje verschwand. Es wurde getanzt wie nie zuvor und nach jedem Tanz war die alte Frau noch durchsichtiger. Als sie schon fast unsichtbar war, forderte Angela sie zu einem Rundtanz auf, der immer wilder und wilder wurde. Die Toten standen im Kreis um das tanzende Paar und klatschten in die Hände, während die Geigenmusik immer stürmischer wurde. Schließlich fassten sich Angela und Fientje über Kreuz an den Händen und drehten sich rasend schnell im Kreis.

Da geschah es: Fientje verschwand plötzlich in einer wirbelnden Spirale. Angela, die keinen Halt mehr hatte, verlor das Gleichgewicht und fiel taumelnd in die Zuschauer.

Der Geiger verstummte und nahm den Hut ab. Die Toten senkten die Köpfe und blieben eine Minute lang im stillen Gedenken an Fientje stehen. Angela stand unsicher auf und neigte zum Abschied den Kopf.

Fientjes Verschwinden hatte auf Benjamin großen Eindruck gemacht. In den nächsten Wochen dachte er noch oft an sie. Er kannte sie erst seit kurzem und bedauerte es, sie nicht lebend gekannt zu haben.

Inzwischen hatte er sich an das Leben auf dem Friedhof schon gut gewöhnt. Mama, Papa und Esther brachten fast jeden Tag frische Blumen und redeten dann mit ihm. Das gab ihm ein herrliches Gefühl. Er freute sich darauf wie früher auf die Besuchszeit im Krankenhaus. Auch jetzt brachten sie fast jeden Tag das eine oder andere Geschenk mit. Etwas von seinem Spielzeug, ein Kuscheltier, ein Auto, einen Brief oder eine Zeichnung seiner Klassenkameraden.

Ein paar Mal in der Woche ging Benjamin abends nach Hause. Es fiel ihm auf, wie still es dort geworden war, seit er nicht mehr lebte. Oft saß Esther still in ihrem Zimmer und zeichnete oder las in Schulbüchern. Sie schrieb immer noch mit seinem Füllfederhalter und darüber war er sehr froh. Wenn er in ihr Zimmer kam, ließ er sich immer gleich auf ihr Bett fallen. Früher war Esther darüber wütend geworden. Ihr Bett war immer sorgfältig gemacht und dann kam er und zerwühlte es wieder. Jetzt durfte er das. Sie fand es sogar gemütlich. Dann redeten sie miteinander und sie vertraute ihm ihre Geheimnisse an. Während eines solchen Zusammenseins erzählte sie ihm, dass sie nun beim Roten Kreuz einen Erste-Hilfe-Kurs besuchte. Nach Benjamins Tod war ihr klar geworden, dass sie nicht einmal wusste, was zu tun war, wenn jemand einen Herzstillstand hatte.

Unten im Wohnzimmer war Benjamin allgegenwärtig. Überall hingen Bilder von ihm und auf dem Spieltisch lagen immer noch sein letztes Spielzeug und die Bücher, die er damals las. Mama hatte Blumen dazugestellt. Solche Momente fand Benjamin gut geeignet um mit ihr zu reden, denn nun war sie ja ganz dicht bei ihm. Manchmal nahm sie dann sein Bild in die Hände. Am liebsten das Foto, auf dem er Opas alten Schlapphut aufhatte. Darauf sah Benjamin ein bisschen verträumt und verwegen aus, aber das machte nur der Hut. Sein Blick war sehr ernst. Das sind nicht die Augen eines Kindes, hatte er Mama einmal sagen hören. Das sind die Augen eines Erwachsenen. Seine Augen schienen sagen zu wollen: Es ist genug gewesen. Ich habe hier alles gesehen. Ich habe genug gelebt.

Mit Papa redete Benjamin nicht so viel. Sehr oft setzte er sich ganz dicht neben ihn, den Kopf an seine Schulter gelehnt, während Papa die Zeitung las oder in den Papieren arbeitete, die er sich vom Büro mit nach Hause gebracht hatte. Oder er schaute zu, wenn Papa kleinere Arbeiten verrichtete, zum Beispiel einen kaputten Stecker austauschte oder einen tropfenden Wasserhahn reparierte.

Manchmal war Papa nervös oder lief schweigend durchs Haus. Benjamin spürte dann, wie schwer es für ihn war, dass sein Sohn nicht mehr da war. Manchmal wollte er Benjamins Spielzeug wegräumen. Oder sein Zimmer ausräumen. Oder den Abreißkalender wegwerfen, dessen oberstes Blatt immer noch Benjamins Todestag anzeigte, aber Mama bat ihn, es nicht zu tun. Noch nicht. Sie war noch nicht so weit.

Einmal geschah etwas sehr Seltsames. Benjamin war schon am Nachmittag nach Hause gekommen, weil er wusste, dass Papa einen freien Tag hatte. Außerdem fand auf dem Friedhof keine Party statt. Als er auf den Gartenweg kam, hörte er, dass Papa den Rasen mähte. Benjamin ging in den Garten. Erst da sah er, dass der Rasenmäher mit laufendem Motor auf der Stelle stand und Papa am anderen Ende des Gartens beschäftigt war. Erst verstand Benjamin nicht, was er tat. Dann sah er es: Papa leerte den Sandkasten. Er hatte die verwitterte Plastikplane, die überall Löcher hatte, zu einem großen Packen aufgerollt. Den Lastwagen und die anderen Spielzeugautos hatte er in einen Beutel getan und war nun dabei, den Sand wegzuschaufeln. Benjamin hörte, wie Papa mit ihm redete:

»Das hat keinen Sinn, Junge. Du kommst nie wieder um hier zu spielen. Das hat hier alles lange genug herumgestanden. Meinst du nicht auch?«

Benjamin nickte. Natürlich hatte er seit seinem Tod nie mehr im Sandkasten gespielt.

»Außerdem bin ich dafür nun doch schon zu groß«, sagte er leise.

»Ja, vielleicht«, sagte Papa.

Als Mama nach Hause kam und sah, dass Papa den Sandkasten leer gemacht hatte, war sie völlig durcheinander. Sie fragte ihn, warum er das getan hatte, und er antwortete, dass er es nicht mehr mit ansehen konnte. Immer wenn ich den Rasen mähte, sagte er, kam es mir so vor, als ob ich Benjamin da spielen sah. Mama weinte, aber sie verstand ihn.

Am Abend saßen sie eng beieinander auf der Couch und waren sehr lieb zueinander. Leise Musik war zu hören und Mama hatte frische Blumen vor Benjamins Bild gestellt.

»Vielleicht sollten wir zu einer Trauergruppe gehen«, schlug Mama plötzlich vor.

»Zu einer was?«, fragte Benjamin.

»Trauergruppe?«, fragte Papa. »Was erwartest du dir denn davon?«

»Das könnte uns vielleicht helfen mit Benjamins Tod besser fertig zu werden«, sagte Mama.

»Wenn du das Bedürfnis hast, kannst du das ja tun«, sagte Papa.

»Ich habe das Bedürfnis nicht. Das ganze Gerede reißt doch nur Wunden auf. Ich habe Benjamin hier bei mir im Herzen. Ich rede mit ihm.«

Benjamin schluckte und schaute Mama an. Er war neugierig, was sie dazu sagen würde.

»Gut«, sagte sie. »Wir sind eben unterschiedlich. Aber ich will mit anderen Leuten über Benjamin reden können. Was meinst du, Esther?«

Esther, die die ganze Zeit noch nichts gesagt hatte, saß zusammengekauert in ihrem Sessel. Langsam richtete sie sich auf, dachte kurz nach und sagte dann leise: »Glaubst du, dass ich da mitgehen kann, Mama? Ich möchte ganz gerne mit anderen über Benjamin reden. In der Schule klappt das nicht. Die meisten sind unsicher, also sagen sie lieber nichts.«

Mama nickte. Sie nahm Esthers Hand und streichelte sie.

»Das kenne ich. Die Leute sind unsicher. Im Geschäft grüßen sie mich verlegen und gehen wieder, so schnell sie können. Wenn sie nur nichts zu sagen brauchen. Gerade darum möchte ich mit Leuten reden, die das Gleiche mitgemacht haben. In einer Trauergruppe findet man sie. Da gibt es sogar Gesprächskreise für Geschwister verstorbener Kinder. Wenn du willst, gehen wir zusammen hin, Esther.«

Esther nickte. Papa lächelte sie an.

»Willst du wirklich nicht mit, Papa?«

»Lieber nicht, mein Kind.«

Er schaute Mama an, dann Esther, dann wieder Mama. Etwas unentschlossen rutschte er auf seinem Stuhl hin und her.

»Ich glaube, Papa will noch etwas sagen«, sagte Benjamin.

»Na ja ... wisst ihr ...«, sagte Papa zögernd, »ich hatte eigentlich auch einen Vorschlag. Ich weiß nicht, was ihr davon haltet, aber ich meine ... Ich meine, dass wir ... Sollten wir in diesem Sommer nicht ganz normal Urlaub machen, wie jedes Jahr? Verreisen? Irgendwohin?«

»Guter Vorschlag«, sagte Benjamin, der sich an wunderschöne Ferien erinnerte, wenn sie mit der ganzen Familie ein Häuschen in der Bretagne oder im Schwarzwald gemietet hatten.

Mama schaute überrascht auf. Es war schon Juni, aber an Urlaub hatte sie in diesem Jahr noch nicht einmal gedacht. Sie schaute zu Esther hinüber, die ein erwartungsfrohes Gesicht machte.

Also doch Urlaub.

»Wir sollten wieder das Häuschen in der Bretagne nehmen«, sagte Esther. »Genau wie letztes Jahr, als Benjamin noch dabei war.«

Möwen in der Brandung. Der Strand unter der Klippe. Meterhoch gegen die Felsen schlagende Wellen. Die Wanderung durch die sanfte Hügellandschaft. Die Steine von Carnac. Der Wind. Benjamin, der ein Bah-Gesicht macht, als er zum ersten Mal eine Auster isst.

»Nein«, sagte Papa, »das geht nicht. Dafür ist es jetzt schon viel zu spät. Da hätten wir früher reservieren müssen. Vielleicht ist es auch gar nicht so gut an einen Ort zu gehen, wo wir mit Benjamin gewesen sind. Wo jeder Stein uns wieder an ihn erinnert. Meint ihr nicht auch?«

Mama nickte. Obwohl sie sich im Herzen nach all den Orten sehnte, an denen die Erinnerung an Benjamin noch lebte, wusste sie nur zu gut, dass sie lieber nicht dorthin gehen sollten. Das Leben ging weiter. Ohne Benjamin.

»Was würdet ihr von Prag halten?«, fragte Papa.

17. Kapitel

Lieber Benjamin,

ich sitze und schreibe hier in der Sonne auf einer Bank am Ufer der Moldau. Auf dem anderen Ufer erhebt sich die Burg. Die haben wir vorgestern besichtigt, mein Jun-

ge. Vor allem der Sankt-Veits-Dom hat mich sehr beeindruckt. Die Stadt ist übrigens voller prächtiger Gebäude aus der Jahrhundertwende, die seit einigen Jahren restauriert werden, so schnell es nur geht. Von hier aus sehe ich auch die Karlsbrücke, eine alte, lange Brücke aus dem Mittelalter. Die Jugend der ganzen Welt kommt hierher um zu singen. Esther läuft da irgendwo zwischen Verkaufsständen, den Künstlern und angejahrten Hippies herum. Dir würde diese Stadt auch großartig gefallen, Benjamin. Das weiß ich ganz sicher. Du hättest deine Freude an den Pantomimen und Musikanten. Da sind die Zauberer und Jongleure. Ich habe sogar einen Mann gesehen, der mit nassen Fingern auf einer Glasharfe die schönsten Melodien spielte. Und auf dem alten Marktplatz steht ein astronomisches Uhrwerk. Daran könntest du dich bestimmt nicht satt sehen. Zur vollen Stunde kommt immer alles in Bewegung und das Glockenspiel ertönt.

Heute Abend gehen wir in die Oper. Papa holt gerade Karten. Sie spielen Don Giovanni von Mozart. Kennst du bestimmt. Haben wir zu Hause auf CD.

Hier gibt es auch einen sehr schönen jüdischen Friedhof. Davon habe ich Bilder in unserem Reiseführer gesehen. Wir wollten gestern hin, blieben aber bei den vielen kleinen Läden hängen und dann war es an der Zeit ein Restaurant für das Abendessen aufzusuchen. Heute Vormittag hatten wir uns den Besuch wieder vorgenommen, aber wir haben uns mit der U-Bahn vertan und sind zu weit gefahren. Da dachte ich schon: Vielleicht wollen wir gar nicht dorthin. Vielleicht müssen wir dort zu viel an dich denken, Benjamin. Aber ich denke die ganze Zeit an dich. Ich vermisse dich so sehr, mein Junge. Darum schreibe ich dir. Auch wenn ich überhaupt nicht weiß, wohin ich den Brief schicken soll.

Viele, viele liebe Grüße aus Prag von Esther, von Papa und von mir.

Deine Mutter

18. Kapitel

»Hallo, gibt es dich auch noch?«

Benjamin, der auf seinem Grab lag und nachdachte, schaute überrascht auf.

»Hallo, Kurt. Wolltest du nicht nach Hause?«

Kurt zuckte die Schultern.

»Ach, ich gebe es auf. Es hat keinen Sinn mehr. Sie leben nebeneinander her. Sie reden nicht mehr. Sie schließen sich mehr und mehr von der übrigen Welt ab. Was kann ich zu Hause noch tun? Ich habe keine Lust mehr dahin zu gehen.«

»Wenn du willst, begleite ich dich.«

»Musst du denn selbst heute Abend nicht nach Hause?«

»Nein«, antwortete Benjamin. »Sie sind verreist.«

»Soso«, sagte Kurt missmutig. »Wenn meine Leute das doch auch mal täten. Wo sind sie denn hin?«

»Nach Prag«, erzählte Benjamin. »Sie wollten irgendwohin, wo ich noch nie gewesen bin. Sie geben sich wirklich Mühe, glaubs mir.«

»Das dachte ich mir schon«, meinte Kurt. »Das ist dir anzusehen. Du wirst schon ganz schön durchsichtig. Deine Haut ist schon ein bisschen lichtdurchlässig.«

Darüber erschrak Benjamin für einen Moment. Ihm selbst war das noch nicht aufgefallen. Das machte ihn ein wenig betroffen.

»Sie haben mich aber noch nicht vergessen, wenn du das meinst.«

»Das habe ich ja auch nicht gesagt, Benjamin. Verblassen ist doch nicht vergessen, verstehst du? Das heißt doch nur, dass sie es schon ein bisschen verarbeitet haben, dass sie über den größten Schmerz hinweg sind.«

Eine ganze Weile saßen sie auf einem kühlen Grabstein schweigend nebeneinander. Eine warme Brise fuhr ihnen durch die Haare. In dieser Jahreszeit blieb es lange hell.

Kurt nahm einen kleinen Stein und schnippte ihn mit den Fingern von sich. Mit einem trockenen *Klick* prallte er auf den Quaderstein des nächsten Grabmals und verschwand geräuschlos in der Blumenrabatte.

»Wer am weitesten kann?«, fragte Benjamin und nahm einen Kieselstein in die Hand.

Kurt nickte. Benjamin zielte. Sein Stein traf zwei Grabsteine nacheinander.

Kurt war an der Reihe. Sein Stein blieb auf dem zweiten Grab liegen. Bei Benjamins zweitem Versuch traf der Stein die Vorderseite des ersten Grabsteins und fiel dicht vor seinen Füßen in den Sand. Kurt lachte laut.

»Nicht besonders gut, he? Siehst du!«

Sein Stein traf drei Grabsteine nacheinander.

»Gewonnen!«, rief er etwas voreilig.

»Moment«, sagte Benjamin. »Ich habe noch einen Versuch.«

Er zielte lange und bedächtig. Sein Stein berührte den ersten Grabstein, den zweiten und traf hinter dem dritten Grab eine Vase. Man hörte Glas zersplittern.

»Teurer Spaß!«, sagte Kurt.

»Vase kaputt«, stammelte Benjamin verdattert. »Das war keine Absicht, bestimmt nicht.«

Kurt zuckte die Schultern.

»Ach«, meinte er, »Vasen wird es länger geben als uns.«

Benjamin lachte.

»Das stimmt«, sagte er. »Ist aber trotzdem schade. Die Witwe von dem Mann, der dort begraben liegt, hat noch letzte Woche frische Blumen gebracht.«

»Ach, das ist kein Problem«, meinte Kurt. »Komm mit.«

Er sprang auf und ging zum dritten Grab. Benjamin folgte ihm neugierig.

»Siehst du, die Vase ist noch heil.«

»Aber ... ich habe doch gehört, wie sie kaputt gegangen ist«, sagte Benjamin verwundert.

»Ja«, antwortete Kurt, »aber das war im Reich Danach. Im Reich der Lebenden ist nichts passiert. So viel Macht haben die Toten nicht, glaub mir. Wenn es so wäre, würde ich zu Hause eingreifen, damit sie nicht vor lauter Trauer ihr ganzes Leben verplempern.«

Verwundert schaute Benjamin auf die unversehrte Vase und nickte.

»Aber reden sie denn nie darüber?«, fragte er.

Kurt schüttelte mutlos den Kopf.

»Nein«, sagte er. »Seit ich tot bin, reden sie nur noch das Allernötigste miteinander. Kein ›guten Morgen‹ mehr, kein freundliches Wort, kein gemütliches Schwätzchen. Abends kriechen sie schweigend ins Bett, jeder auf seiner Seite, Rücken an Rücken. Dann liegen sie wach und grübeln. Denken an mich. Wie ungerecht die Welt doch ist. Wie wenig Sinn alles hat.«

»Wie trist«, meinte Benjamin. »Meine Mutter und meine Schwester sind in einer Trauergruppe. Da reden sie mit Leuten, die auch ein Kind verloren haben. Und das erleichtert sie, verstehst du. Danach geht es ihnen immer besser. Als müssten sie die Trauer um mich nicht mehr alleine tragen. Mein Vater geht nicht mit. Er fühlt sich da nicht wohl. Aber er redet doch auch, mit meiner Mutter und mit Esther.«

»Wenn sie doch nur auch dahin gingen«, sagte Kurt betrübt. »Ich glaube auch, dass es helfen könnte, wenn sie darüber reden würden. Aber sie wagen es einfach nicht den Schritt zu tun.« Er seufzte. »Ich glaube, dass ich doch noch einmal hingehe.«

»Darf ich mit? Oder möchtest du lieber …«

»Nein, komm nur mit«, sagte Kurt erleichtert. »Ich bin froh, dass du mitgehst.«

Gemeinsam gingen sie durch das Friedhofstor. Der Abend war schwül und still. Die Sonne war fast untergegangen und zwischen den Bäumen der Allee flatterten

Fledermäuse hin und her. Der rosarote westliche Himmel verfärbte sich rot und zwischen den dünnen Wolken zuckte purpurrotes Wetterleuchten. Hier und da saßen Leute auf den Vortreppen und genossen den Abend. Aus einer Villa mit geöffneten Fenstern erklang Klaviermusik. Es war ein friedlicher Abend.

Der Kontrast konnte nicht größer sein. Benjamin folgte Kurt durch das offene, kaputte Gartentor. Das Haus sah gespenstisch aus. Die Fensterrahmen schrien nach Farbe und die Scheiben waren blind. Vor der Hundehütte döste ein Schäferhund. Nur der Garten sah gepflegt aus. Porree und Zwiebeln in ordentlichen Reihen, Stangen voller Bohnen, ein Kohlbeet, ein kleiner Kartoffelacker.

»Schöner Garten«, sagte Benjamin, nur um etwas zu sagen.

»Das ist Papas Werk. Das ist alles, was er noch tut«, antwortete Kurt.

Er öffnete die Haustür, die ein wenig klemmte. Es war kalt im Haus. Benjamin folgte Kurt ins kleine Wohnzimmer. Kurts Mutter saß teilnahmslos vor dem Fernseher und sah sich eine Serie an, die Benjamin nicht kannte. In der angrenzenden Küche saß Kurts Vater im Halbdunkel und starrte vor sich hin. Vor ihm auf dem hölzernen Küchentisch lag die Tageszeitung, aufgeschlagen auf der Seite mit den Todesanzeigen.

»Guten Abend, Mama, guten Abend, Papa, ich habe jemanden mitgebracht.«

Niemand antwortete. Kurt winkte Benjamin und sie setzten sich beide auf die Couch. Bis auf die blechernen

Stimmen im Fernsehen war es totenstill im Haus. Niemand sagte ein Wort. Kurt legte die Hände in den Schoß und wartete schweigend. Benjamin fühlte sich ein wenig unbehaglich.

»Wo ist dein Bruder?«, flüsterte er plötzlich. »Du hattest doch einen großen Bruder.«

Kurt nickte.

»Ja«, antwortete er. »Aber Peter kommt erst nach Hause, wenn er sicher ist, dass Mama und Papa im Bett sind. Er bleibt bis Mittag im Bett und verschwindet dann mit seinem Moped. Keiner weiß, wohin.«

Benjamin hörte bedrückt zu. Hier kam es ihm unglaublich trostlos vor. So kalt und leblos. Es war unvorstellbar, dass es bei ihm zu Hause so sein könnte. Er schwieg und fühlte sich nicht wohl.

Als die Fernsehserie zu Ende war, schaltete Kurts Mutter den Apparat aus. Sie räumte den Tisch ab, brachte das schmutzige Geschirr in die Küche, murmelte etwas, was sich wie »schlaf gut« anhörte, und verließ das Zimmer. Benjamin hörte ihre Schritte auf der Treppe. Die Decke knackte, als sie im Schlafzimmer auf und ab ging.

Nach ein paar Minuten wurde es oben still. Kurts Vater stand auf und ging seufzend ins Wohnzimmer. Er machte den Fernseher wieder an und zappte sich durch die Programme. Nichts. Er schaltete wieder ab. Ganz kurz ging er vor die Tür, gab dem Hund etwas zu fressen. Dann zog er die Stiefel aus und ging auf Socken die Treppe hinauf.

Kurt schaute Benjamin an und zog die Schultern

hoch. Seine Augen waren feucht und in den Mundwinkeln lag ein bedauerndes Lächeln. »Jetzt hast du es ja selbst gesehen«, sagte er verdrießlich. »Wenn sie es nicht lernen miteinander zu reden, gehen sie zugrunde.«

Er stand auf und gemeinsam verließen sie das Haus. Völlig unerwartet hatte es begonnen zu regnen.

19. Kapitel

Der Herbst begann ruhig. Die Bäume auf dem Friedhof verfärbten sich braunrot und blassrot. Als die ersten Herbststürme kamen, fielen Tausende abgestorbener Blätter auf die Gräber. Benjamin liebte das raschelnde Geräusch, wenn jemand über den Weg ging. Der Gärtner hatte alle Hände voll zu tun. Jeden Tag fegte er die Wege mit seinem Reisigbesen. Kaum eine Stunde später war nichts mehr davon zu sehen.

Als Allerseelen nahte, geschah etwas Seltsames auf dem Friedhof. Überall tauchten Frauen auf mit Putzzeug, kleinen Harken und Schaufeln. Gräber, um die sich ein ganzes Jahr niemand gekümmert hatte, wurden nun gründlich in Ordnung gebracht. Quadersteine und Marmor wurden abgewaschen, Kupfer wurde geputzt, bis es glänzte, Gras wurde gejätet, kleine Blumenbeete wurden angelegt. Der Gärtner hatte mehr als genug damit zu tun, alle Wege zu harken und den Pflanzenabfall zum Komposthaufen zu bringen. Am Tag vor Allerheiligen sah der Friedhof wie neu angelegt aus.

Noch vor Sonnenaufgang kamen die Blumenhändler. Vor dem Eingang bauten sie ihre Stände auf. Aus ihren Lieferwagen holten sie unvorstellbar viele Blumentöpfe mit Chrysanthemen in allen nur erdenklichen Farben. Als die ersten Friedhofsbesucher kamen, priesen sie lautstark ihre Blumen an.

»Hier, die allerschönsten Blumen für die Dahingegangenen. Große Töpfe. Stehen fest auf dem Grab, können nicht umgeweht werden.«

Benjamin musste lachen. Er stieß Kurt an.

»Hör dir das an: Stehen fest auf dem Grab, können nicht umgeweht werden! Zum Totlachen!«

Benjamin und Kurt lachten. Sie waren zum Eingang gekommen, weil sie nichts von dem Spektakel versäumen wollten. Schließlich war nur an einem Tag im Jahr ein solcher Betrieb auf dem Friedhof.

Benjamin sah sie zuerst. Er stieß sofort Kurt an.

»Kurt, deine Mutter und dein Vater.«

»O.k., danke, Benjamin. Ich gehe mal eben mit ihnen zu meinem Grab. Bis gleich.«

Kurts Eltern kauften schweigend einen Topf mit violetten Chrysanthemen und gingen damit auf den Friedhof. Benjamin schaute ihnen nach, bis sie um die Ecke verschwunden waren, und schlenderte dann ein wenig zwischen den Ständen umher. Plötzlich sah er Mama, Papa und Esther.

Er lief sofort auf sie zu und umarmte Mama. Sie kauften keine Chrysanthemen, aber Papa trug einen Kasten mit schönen weißen Blumen, die er selbst im Garten gezogen hatte.

»Oh, sind die schön!«, rief Benjamin.

»Das ist doch schöner als die Chrysanthemen«, sagte Mama zu Esther. »Ich finde Chrysanthemen schrecklich. Und sie stinken.«

Unterwegs zu Benjamins Grab kamen sie an Kurts Grab vorbei.

»Hallo«, sagte Benjamin.

»Hallo«, antwortete Kurt. »Schöne Blumen, die du bekommst.«

»Das kannst du wohl sagen«, sagte Benjamin im Weitergehen.

Als sie zu seinem Grab kamen, stellte Papa den Kasten mit den Blumen davor auf. Genau wie viele andere hatten Mama und Papa den Grabhügel schon vor ein paar Tagen gesäubert und geharkt. Mit den weißen Blumen dazu sah das Grab bildschön aus. Stolz wie ein Pfau setzte sich Benjamin mitten in die Pracht und schaute Mama, Papa und Esther an, die dicht nebeneinander standen und ihn scharf ansahen. Alle drei unterhielten sich stumm mit ihm und Benjamin genoss die Wärme, die sie ausstrahlten.

»Junge, ich verstehe nicht, warum du sterben musstest«, sagte Papa. »Aber du sollst wissen, dass ich dich immer im Herzen trage und dich nie vergessen werde.«

»Mein lieber Sohn«, sagte Mama, »seit du tot bist, leben wir so intensiv, so bewusst. Es wäre so schön, wenn du noch lebtest, wenn du das alles miterleben könntest. Ach, dass wir dafür einen so hohen Preis zahlen mussten!«

»Hallo, Brüderchen«, sagte Esther, »danke für alles.

Für alles, was du gesagt hast, für alles, was du getan hast, für alles, über das du mich nachdenken gelehrt hast. Ich danke dir.«

Benjamin rutschte etwas verlegen auf seinem Grab herum. Er war es nicht gewohnt so sehr im Mittelpunkt zu stehen, aber zugleich fand er es herrlich.

Nach einigen Minuten drehte Papa sich um.

»So«, sagte er, »wollen wir gehen? Wir können hier gegenüber Kaffee trinken gehen.«

Mama nickte. Benjamin sprang auf und ging mit ihnen den Weg entlang, der nun voller Leute war.

Als sie wieder auf den Weg zu Kurts Grab kamen, sah Benjamin sofort, dass da etwas los war. Um das Grab drängten sich Menschen. Über das Stimmengewirr hinweg war das Jammern einer Frauenstimme zu hören. Benjamin drängelte sich durch, bis er ganz vorn stand. Kurts Vater lag bewusstlos auf dem Kiesweg. Seine Frau kniete neben ihm und sah verzweifelt die Leute an, die sie angafften.

»Helft doch bitte! Helft doch bitte!«, rief sie.

Kurt rang die Hände. Er wusste ja, dass er als Toter nichts tun konnte.

»Aus dem Weg! Aus dem Weg!«

Die Gaffer wichen etwas zurück um ein junges Mädchen durchzulassen. Esther ließ sich neben dem bewusstlosen Mann auf die Knie nieder.

»Hallo, mein Herr! Hallo! Hören Sie mich?«

Sie gab ihm einen leichten Klaps auf die Wange, zog mit den Fingern der rechten Hand seine Augenlider hoch und fühlte mit der linken seinen Puls.

»Er atmet und sein Herz schlägt«, sagte sie.

Dann drehte sie ihn flach auf den Rücken und schob ihm die Einkaufstasche von Kurts Mutter unter die Füße. Dann öffnete sie ihm die Jacke und den Gürtel, damit er besser atmen konnte. Ganz allmählich bekam Kurts Vater wieder Farbe im Gesicht. Gleich darauf öffnete er die Augen. Er schaute erschrocken um sich, und als er all die Leute sah, wollte er sofort aufstehen.

»Bleiben Sie noch einen Moment liegen, mein Herr«, sagte Esther. »Ihnen wird es bald besser gehen.«

»Esther, ich bin stolz auf dich«, sagte Benjamin. Und zu Kurt: »Tolle Schwester habe ich, stimmts?«

»Ganz toll«, antwortete Kurt, der sehr froh war, dass es seinem Vater wieder besser ging und er schon wieder aufrecht sitzen konnte.

Papa und Mama waren nun auch näher gekommen. Gemeinsam mit Esther und Kurts Mutter stützten sie den Kranken.

»Oh, ich danke Ihnen«, sagte Kurts Mutter. »Ich wusste wirklich nicht, was ich machen sollte. Und so ein Mädchen weiß es. Wo hast du das gelernt?«

Esther wurde rot bis hinter die Ohren.

»Sie besucht einen Erste-Hilfe-Kurs«, antwortete Mama.

»Geht es Ihnen jetzt besser?«, fragte Papa.

»Ja, ja, es geht schon wieder«, sagte Kurts Vater noch etwas benommen.

»Lassen Sie es langsam angehen«, sagte Mama. »Wollen Sie sich nicht einen Moment setzen?«

»Nein, nein, es geht schon.«

»Wissen Sie, was wir machen? Wir gehen zusammen etwas trinken. Ein Kaffee wird Ihnen gut tun. Gleich gegenüber dem Friedhof ist ein Café.«

Kurts Eltern schauten sich kurz an. Was sollten sie …? So eine Einladung hatten sie seit Jahren nicht mehr … War das … Sollten sie ablehnen … Oder doch …?

»Nun … ja …«

»Es ist doch ganz in der Nähe.«

»Nun … ja … also gut.«

Kurt stieß Benjamin an.

»Sie gehn mit! Benjamin, sie tun es!«

»Ja«, sagte Benjamin. »Gut, oder?«

In aller Ruhe gingen sie zum Ausgang. Kurts Mutter stützte ihren Mann noch ein bisschen. Sie bahnten sich einen Weg durch die Leute, die sich um die Blumenstände drängten. Dann überquerten sie die Straße, wo Papa die Tür zum Café öffnete und alle hereinbat.

Es war ziemlich voll im Café, aber weiter hinten fanden sie noch einen ruhigen Tisch. Sie bestellten Kaffee und für Esther eine Cola.

Kurts Eltern waren erst ein wenig verlegen, aber Mama, die nie Schwierigkeiten hatte mit völlig Unbekannten ins Gespräch zu kommen, sagte: »Ist ja auch wirklich viel Betrieb auf dem Friedhof in diesen Tagen. Wir haben das Grab unseres Sohnes besucht. Benjamin. Er war zehn Jahre alt, als er zu Ostern starb. Sie haben vor kurzem auch jemanden verloren?«

»Auch unseren Sohn«, sagte Kurts Mutter. »Ein Verkehrsunfall. Fast sieben Jahre her.«

»Wie schrecklich«, sagte Mama.

Kurts Vater schnäuzte sich gründlich die Nase.

»Das kann niemand verstehen. Niemand versteht das«, sagte er stockend. »Wer das nicht selbst mitgemacht hat, versteht das nicht.«

Benjamin und Kurt saßen nebeneinander auf der Fensterbank und folgten gespannt der Unterhaltung. Beide spürten, dass hier etwas Besonderes passierte. Zum ersten Mal nach fast sieben Jahren sprachen Kurts Eltern vom schrecklichsten Ereignis ihres Lebens, dem Tod ihres Kindes. Kurt war so ergriffen, dass ihm die Tränen kamen. Ein wenig verlegen schaute er Benjamin an, aber der lächelte ihm aufmunternd zu.

»Aber Sie haben es ja auch durchgemacht«, sagte Kurts Mutter. »Dann wissen Sie auch, wie weh das tut.«

Mama nickte.

»Bestimmt«, sagte sie. »Darum tut es auch so gut, dass ich mit Ihnen darüber reden kann. Sie können mir den Schmerz nicht abnehmen und ich nicht Ihnen. Aber wir können dem anderen zuhören. Wir können Mitgefühl aufbringen. Und es hilft, wenn man darüber reden kann.«

»Er war ein so lieber Junge«, sagte Kurts Vater. »Er war ein guter Schüler. Sie hätten sein Zeugnis sehen müssen. Und immer war er hilfsbereit. Ich brauchte ihn um nichts zu bitten. Immer war er da. Und er lachte so schön. Wir gingen oft gemeinsam spazieren oder in den Wiesen joggen. Und Sie glauben es nicht, aber er kannte jeden Vogel, den er hörte. Sieh nur, Papa, ein Baumpieper, sagte er dann. Und dann zeigte er mir, wie der Vogel wie ein Fallschirm herunterkam. Und ich konnte mich gar nicht satt sehen und fragte mich: Wo hat er das nur alles gelernt?«

Kurts Vater redete wie ein zum Schweigen Verurteilter, der unverhofft Redeerlaubnis bekommen hat und nicht aufhören kann, bevor alles heraus ist. Seine Frau schaute ihn an, wie sie ihn schon seit sieben Jahren nicht mehr angesehen hatte. Mama, Papa und Esther hörten aufmerksam zu, denn sie spürten, wie wichtig es für ihn war endlich einmal alles sagen zu können.

Kurt sprang von der Fensterbank und winkte Benjamin.

»Unglaublich«, sagte er. »Welch ein Glück, dass sie sich getroffen haben. Durch so einen dummen Zufall. Endlich reden sie, Benjamin. Verstehst du? Endlich reden sie. Weißt du, was das für mich bedeutet? Nach sieben Jahren fangen sie endlich an es zu verarbeiten. Endlich! Ist das nicht herrlich?«

Benjamin nickte. »Es ist fantastisch«, sagte er. »Lass sie nur in Ruhe. Ich glaube, sie haben einander noch sehr viel zu erzählen. Und soll ich dir mal was sagen?«

»Ja«, sagte Kurt, »sag nur.«

»Du beginnst endlich ein wenig durchsichtig zu werden.«

»Wirklich?«, rief Kurt.

»Wirklich wahr«, bekräftigte Benjamin.

20. Kapitel

Der Winter kam und brachte Nässe und Wehmut. Die Kälte kroch durch die Ritzen der Häuser und ließ die Menschen düstere Unbehaglichkeit vorausahnen. Manchmal, wenn der Wind um das Haus pfiff und der Regen an die Fensterscheiben prasselte, schlich sich halb verarbeiteter Kummer in die Herzen von Benjamins Eltern und machte sie ganz schwer.

An anderen Tagen, wenn Schnee lag und ein Schwarm grauer Gänse träge am Winterhimmel vorüberzog, wuchs die Hoffnung und das Leben bekam wieder einen Sinn.

Die tägliche Arbeit war ein Trost. Sie schabte die Beklemmung von den Seelen der Hinterbliebenen, bis sie glatt waren und sich mit ihrem Schicksal abfinden konnten. Tagsüber stand Mama in der Klasse und lehrte Kinder sich im Leben zurechtzufinden. Wenn sie dann auf dem Schulhof Benjamins Klassenkameraden sah, spürte sie einen schmerzhaften Stich im Herzen, weil sie vergeblich nach ihrem Sohn Ausschau hielt. Papa beugte sich bei seiner Arbeit tief über seine Papiere, suchte Lösungen für schwierige Probleme und wühlte sich durch ganze Aktenberge. Wenn ein Kollege vom Weihnachtszeugnis seiner Tochter erzählte, ging er still hinaus und weinte ohne Tränen. Und Esther lernte, las, malte, machte Musik, fuhr mit dem Fahrrad, sie lachte sogar. Sie lebte scheinbar ebenso unbekümmert und fröhlich wie früher. Nur Aagje fiel auf, dass sie stiller geworden war, mehr über die Fragen des Lebens nachdachte, reifer geworden war. Wenn es schneite, stand Esther alleine im Garten und hatte niemanden, mit dem sie einen Schneemann bauen oder eine Schneeballschlacht machen konnte.

Weihnachten war es am schwersten. Stellen wir einen Weihnachtsbaum auf? Tauschen wir Geschenke aus? Essen wir gut? Geht das, da nun doch Benjamin nicht mehr dabei ist? Es ging. Sie taten es für Benjamin. Sie wählten einen hohen Baum, wie er Benjamin gefallen hätte. Darunter bauten sie den Stall auf, genau so, wie Benjamin es im letzten Jahr getan hatte. Das Kindlein auf einem Wattebett. Maria und Josef auf eine Seite der Krippe, denn sie haben sich gern, hatte Benjamin gesagt. Zwei Schafe und das Lamm mit dem gebrochenen Bein rechts vorn. Die Hirten links dahinter, wie sie in einer Reihe nach vorne kommen um das Kind anzubeten. Und die drei Könige in einer Papiertüte hinter dem Stall, denn die waren Weihnachten noch nicht da. Die durften erst am Dreikönigstag dazukommen.

Sie aßen schweigend das Festmahl. Papa hatte eine CD mit mittelalterlichen Weihnachtsliedern aufgelegt und löffelte stumm seine Cremesuppe. Ab und zu lächelten sie sich an, aber es wurde kein Wort gesprochen. Geschenke machten sie sich nicht. Das hatten sie vorher so verabredet. Darum wurde das Fest noch inniger, noch bewegender.

Ungefähr um halb zwölf schloss Papa die Haustür ab und sie gingen schweigend zur Mitternachtsmesse. Kerzenlicht. Weiße Gewänder. Alte Bücher. Weihrauch. Und dann die himmlischen Stimmen!

Ein Kind ist uns geboren heut
das alle Welt erfreut
das alle Welt erfreut
wendet unser Leid
wendet unser Leid.

Mama hatte ein seltsames Kribbeln im Bauch. Ihr auserwähltes Kind war tot. Es war so schwer nun froh zu sein. Sie schloss die Augen und sah Benjamin in die Kirche kommen. Den Mittelgang hinunter ging er langsam nach vorn, bis er dort stand, wo er vor acht Monaten in seinem Sarg gelegen hatte. Und er lachte und strahlte und war so schön, einem Engel gleich. Und er sang mit den hinten sitzenden Jungen:

... wendet unser Leid.

Und Mama lächelte und tastete nach Papas Hand. Er stand neben ihr und sie kniff ihn, so kräftig sie konnte, und wusste, dass alles wieder gut werden würde.

Am zweiten Weihnachtstag kamen Kurts Eltern auf Besuch. Seit sie sich auf dem Friedhof kennen gelernt hatten, hatten sie sich schon ein paar Mal getroffen und Kurts Mutter war sogar einmal mit zur Trauergruppe gegangen. Dass sie endlich mit anderen über den Tod ihres Kindes reden konnten, tat den beiden offenbar gut.

Auf dem Friedhof feierten die Toten ihr eigenes Fest. Seit Benjamins Beerdigung waren schon viele Tote neu hinzugekommen und viele der alten waren inzwischen verblasst. Kurz vor Weihnachten war Angela verschwunden, nachdem sie am Tag davor wilder denn je getanzt hatte. Sie hatte alle geküsst und jedem Adieu gesagt.

Mitte Januar saßen Benjamin und Kurt auf einem schneebedeckten Grab. Sie hatten sich mit Schneebällen beworfen, dann aber damit aufgehört. Es konnte ja doch keiner den anderen treffen. Die Schneebälle flogen durch sie hindurch.

»Wir sind zu ätherisch geworden«, sagte Kurt.

Benjamin nickte.

»Ich glaube, es wird nicht mehr lange dauern, dann sind auch wir verschwunden«, sagte er.

»Ich bin nicht traurig darüber«, meinte Kurt. »Sieben Jahre sind eine lange Zeit. Endlich werde ich Ruhe haben.«

»Ewige Ruhe«, antwortete Benjamin kichernd.

Kurt lachte.

»Ja«, sagte er. »Ewige Ruhe. Letztes Jahr habe ich noch geglaubt, es würde nie so weit kommen. Ich habe geglaubt, ich müsste mich bis ans Ende der Zeit hier herumtreiben. Ich glaubte einfach nicht, dass es meinen Eltern gelingen könnte meinen Tod zu verarbeiten.«

»Bei mir zu Hause geht das auch ganz gut«, meinte Benjamin und nickte. »Ich brauche wirklich nicht mehr jeden Tag nach Hause zu gehen. Mit der Zeit habe ich auch immer weniger das Bedürfnis dazu. Und trotzdem ...«

Benjamin schwieg und schaute abwesend einem Zaunkönig zu, der die kahlen Zweige eines Holunderstrauchs nach Beute absuchte.

»Und trotzdem was?«, fragte Kurt.

»Ich weiß nicht. Ich kann einfach nicht glauben, dass sie mich vergessen werden.«

»Werden sie auch nicht«, sagte Kurt. »Sie werden ihr ganzes Leben lang an dich denken. Weißt du nicht mehr, dass Fientje sogar dann noch an ihr Karlchen gedacht hat, als sie selbst schon tot war? Sie vergessen dich nie, aber wenn sie es verarbeitet haben, wird der Schmerz erträglich. Und dann erinnern sie sich an die schönen Momente, die sie mit dir erlebt haben.«

»Meinst du?«, fragte Benjamin.

»Da bin ich mir ganz sicher«, antwortete Kurt entschieden.

Der Zaunkönig sang sein jubilierendes Winterlied voller hoher, langer Triller. Tief im Herzen jubelte Benjamin mit.

21. Kapitel

Herzlichen Glückwunsch zum Geburtstag, Benjamin.

Mama stellte die Torte mit elf brennenden Kerzen mitten auf den Tisch. Benjamin setzte sich auf seinen Stuhl, und zwar genau dort, wo er früher immer gesessen hatte. Sie hatten für ihn nicht mehr gedeckt und darüber war er froh. Die Märzsonne zauberte Lichtpunkte an die Wand.

Happy birthday to you ...

Leise stimmte Esther das Lied an und Mama und Papa sangen mit. Erst zögernd, dann aus vollem Herzen.

Happy birthday, dear Benjamin,
happy birthday to you.

»Soll ich?«, fragte Esther, als das Lied zu Ende war.

Mama nickte. Esther holte tief Luft und blies mit einem Atemzug zehn Kerzen aus. Eine einsame Kerze blieb brennen.

Benjamin lächelte.

»Ich werde nicht elf«, sagte er. »Ich bleibe auf ewig zehn.«

Papa löschte die elfte Kerze mit angefeuchteten Fingern.

»Das gilt nicht«, sagte Benjamin.

Während Esther Kaffee einschenkte, schnitt Mama die Torte an. Sie aßen jeder ein Stück von Benjamins Lieblingstorte. Benjamin fand es nicht schlimm, dass er nicht auch ein Stück essen konnte. Seit fast einem Jahr war er es nicht mehr gewohnt zu essen und das gefiel ihm ganz gut. Er schaute zu, wie es ihnen schmeckte, und freute sich daran. Ihm war nicht entgangen, dass Mama seit seinem letzten Besuch den Spieltisch aufgeräumt hatte. Nun stand nur noch sein Bild auf dem Schrank, davor Blumen und das Andachtsbildchen von seiner Beerdigung.

»Weißt du, was ich mache?«, sagte Esther, während Mama die Teller abräumte. »Ich möchte Benjamins Drachen noch einmal steigen lassen.«

»Ja«, jubelte Benjamin sofort. »Herrlich!«

»Gute Idee«, meinte Mama. »Das hätte Benjamin auch getan.«

Esther lief nach oben und kam gleich darauf mit dem fuchsroten Drachen und der Schnurrolle wieder nach unten.

»Ihr geht doch mit raus?«

»Natürlich«, antwortete Mama.

»Wenn du das so gerne möchtest«, sagte Papa.

Er nahm Mama am Arm und zog sie mit nach draußen. Sie gingen durch den Garten bis auf die Wiese hinter dem Haus. Esther rollte die Schnur ab und Papa gab dem Drachen einen Stoß, sodass er, vom frischen Frühlingswind getragen, sofort in die Höhe schoss.

»Seht nur, wie schön«, sagte Mama und nahm Papas Hand. »Benjamin hat immer gerne Drachen steigen lassen.«

»Tut er immer noch«, sagte Benjamin. »Seht her.«

Er stellte sich vor Esther, warf allen eine Kusshand zu und legte die Hände fest um die Schnur. Sofort erfasste der Wind seine Jacke und langsam glitt er an der Schnur nach oben, hinauf zum Drachen, genau wie damals am Strand, vor nun fast einem Jahr.

»Da fliegt Benjamin«, sagte Esther.

Sie ruckte ein paar Mal an der Schnur. Benjamin rutschte immer schneller hinauf und war im Nu beim Drachen angelangt. Er hielt sich am Querholm fest und winkte nach unten. Mama sah ihn nun auch und erwiderte sein Winken. Etwas zögernd tat Papa es dann auch.

Esther hatte die Schnur nun ganz abgerollt und hielt

das Ende fest in der linken Hand. Langsam warf sie Benjamin, der immer kleiner wurde und sich am blauen Himmel bedächtig hin und her wiegte, eine Kusshand zu.

»Adieu!«, rief er, und obwohl sie ihn kaum noch sehen konnten, verstanden sie ihn gut.

»Adieu, Benjamin«, sagte Esther und ließ die Schnur los.

Alle drei schauten angespannt auf den Drachen, der immer kleiner wurde. Ein letztes Mal noch winkte Benjamin, oder bildeten sie sich das nur ein? Dann ging das Fuchsrote des Drachens in das Blau des Himmels auf, der zusehends entrückte.

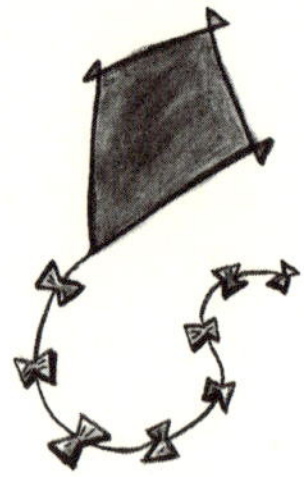

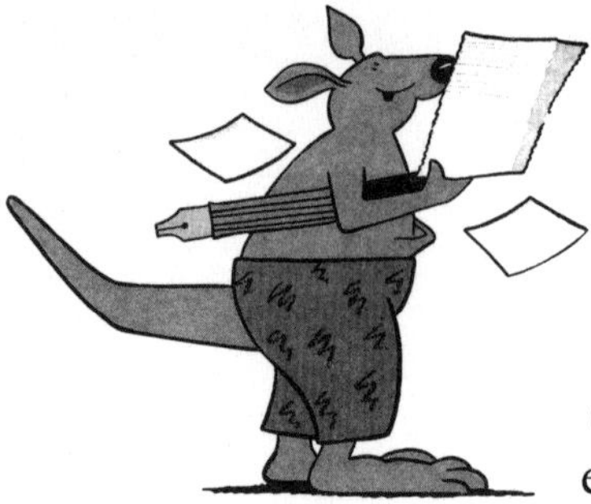

Willy Schuyesmans, geboren 1945 in Ostende in Belgien, arbeitete viele Jahre als Journalist. Er beschäftigte sich vor allem mit Natur- und Umweltthemen. Eines Tages begann er sich mit diesen Themen auch erzählerisch auseinander zu setzen und es entstanden Abenteuerromane über die vom Aussterben bedrohten Gorillas in Ruanda, über afrikanische Elefanten und über die Seehunde in der Nordsee.

»Adieu, Benjamin« ist ein ganz anderes Buch. Willy Schuyesmans sagt über seine Entstehungsgeschichte: »Benjamin war zehn Jahre alt, als er starb. Ich bin ihm nur einmal im Leben begegnet und wusste damals nicht, was für ein Mensch er war. Aber nach seinem Tod habe ich ihn sehr gut kennen gelernt. Seine Mutter, sein Vater, seine Schwester und sein Onkel haben mir so viel über ihn erzählt, dass ich beschloss ein Buch über ihn zu schreiben. Manche Stellen in dem Buch sind traurig, viele sind aber auch heiter. Benjamin war nun einmal ein fröhlicher Junge.«

Willy Schuyesmans Romane sind in Belgien und in den Niederlanden vielfach ausgezeichnet worden. »Adieu, Benjamin« ist sein erstes Buch, das ins Deutsche übersetzt worden ist.